身體更加暢快輕鬆！

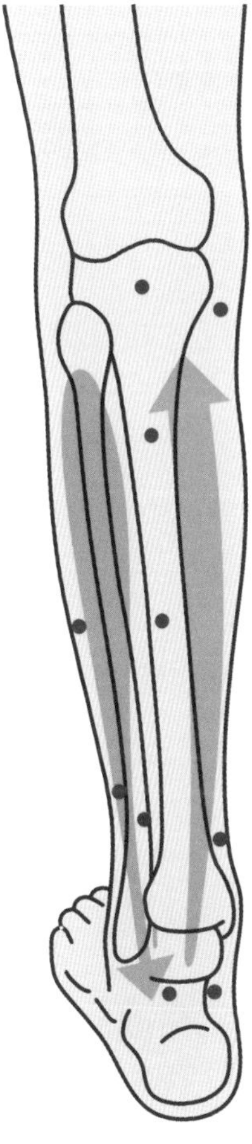

腳・小腿 對症穴道地圖

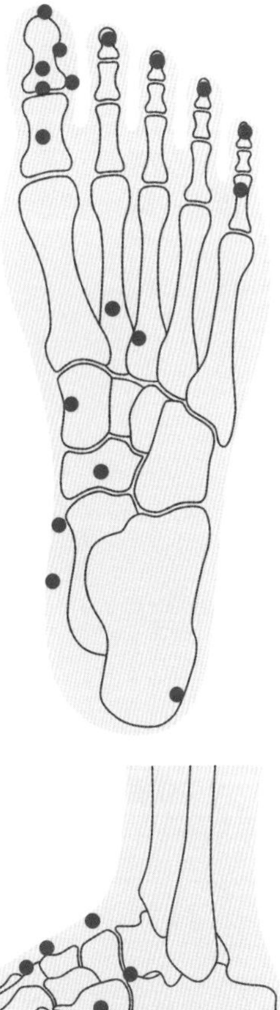

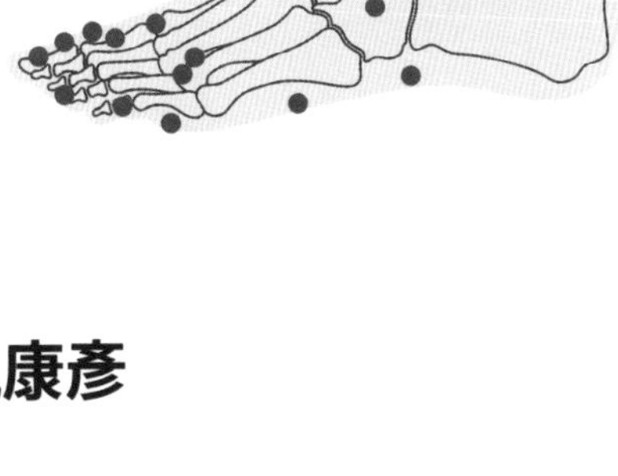

五十嵐康彥

瑞昇文化

穴道地圖

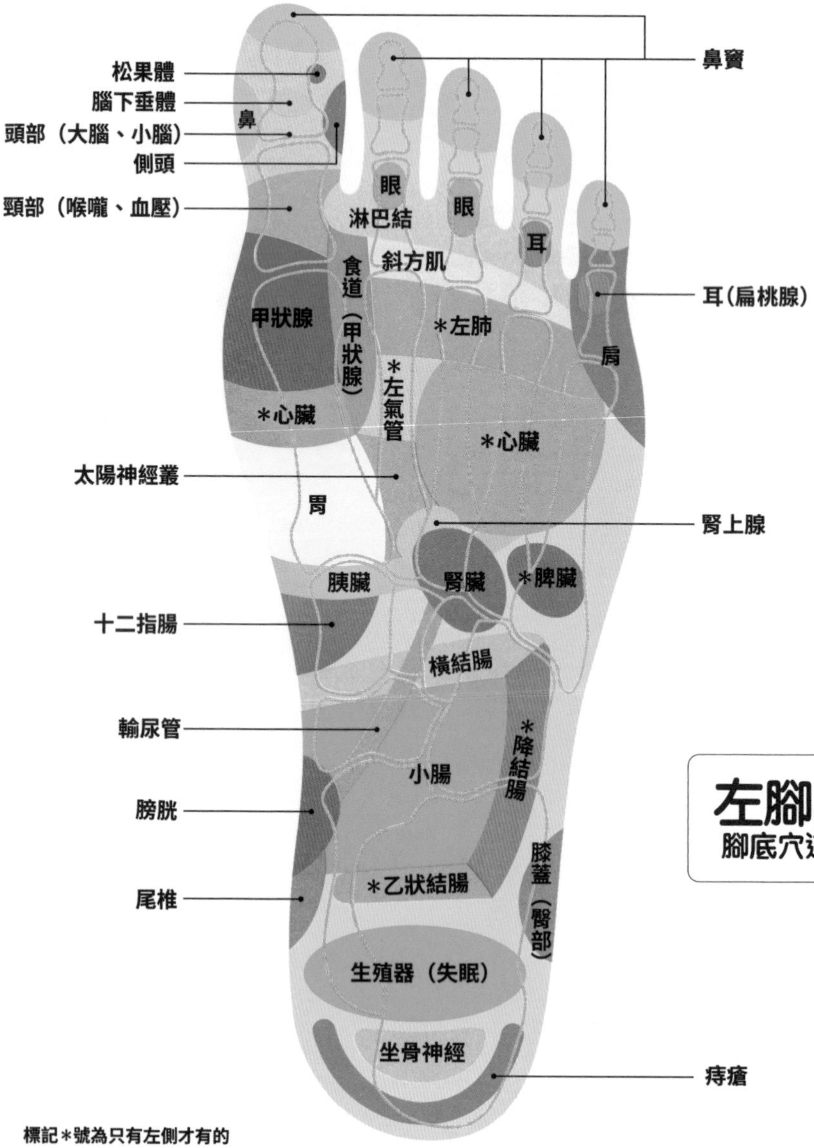

松果體
腦下垂體
頭部（大腦、小腦）
側頭
頸部（喉嚨、血壓）
太陽神經叢
十二指腸
輸尿管
膀胱
尾椎
鼻竇
耳(扁桃腺)
腎上腺
痔瘡
鼻
眼
淋巴結
眼
耳
斜方肌
食道（甲狀腺）
甲狀腺
＊左肺
肩
＊左氣管
＊心臟
＊心臟
胃
胰臟
腎臟
＊脾臟
橫結腸
＊降結腸
小腸
膝蓋（臀部）
＊乙狀結腸
生殖器（失眠）
坐骨神經

左腳的 腳底穴道

標記＊號為只有左側才有的

腳底的

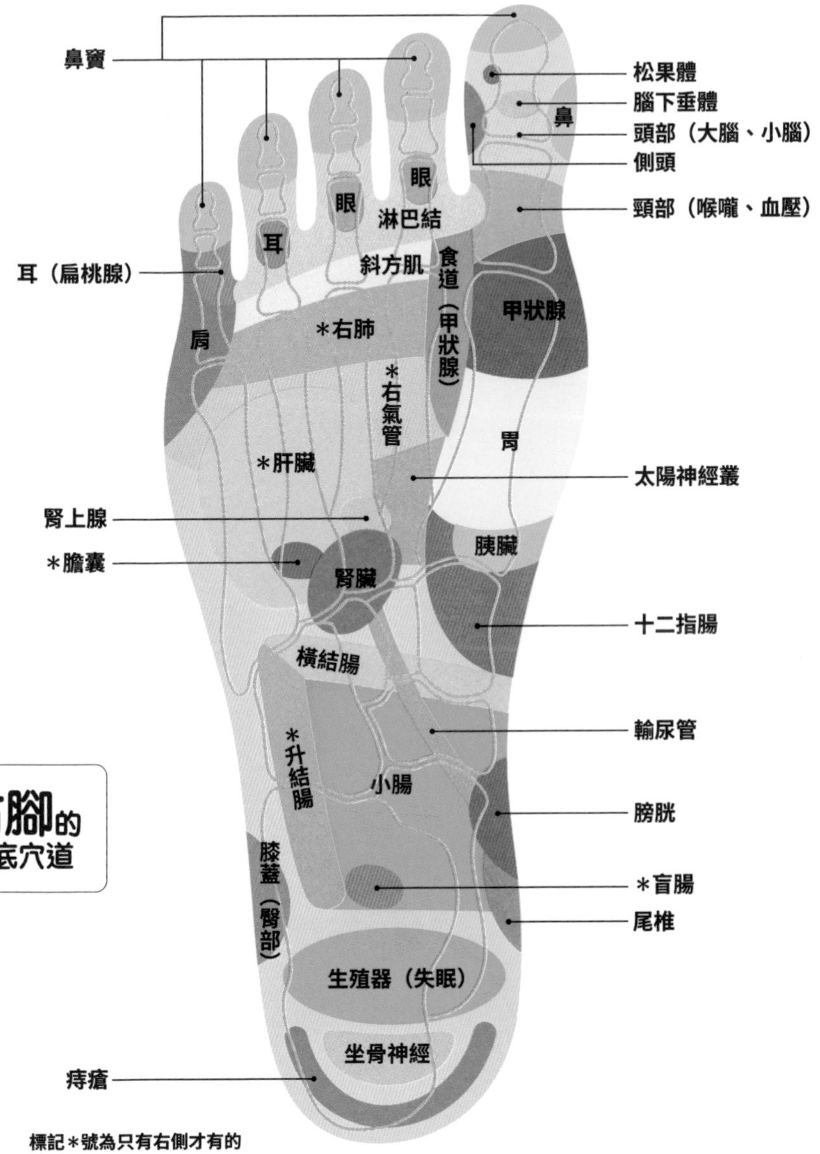
鼻竇
松果體
腦下垂體
鼻
頭部（大腦、小腦）
側頭
眼
眼
淋巴結
頸部（喉嚨、血壓）
耳
耳（扁桃腺）
斜方肌
食道（甲狀腺）
甲狀腺
肩
*右肺
*右氣管
胃
*肝臟
太陽神經叢
腎上腺
胰臟
*膽囊
腎臟
十二指腸
橫結腸
輸尿管
*升結腸
小腸
膀胱
膝蓋（臀部）
*盲腸
尾椎
生殖器（失眠）
坐骨神經
痔瘡

右腳的 腳底穴道

標記*號為只有右側才有的

穴道地圖

腳背
內側
的穴道

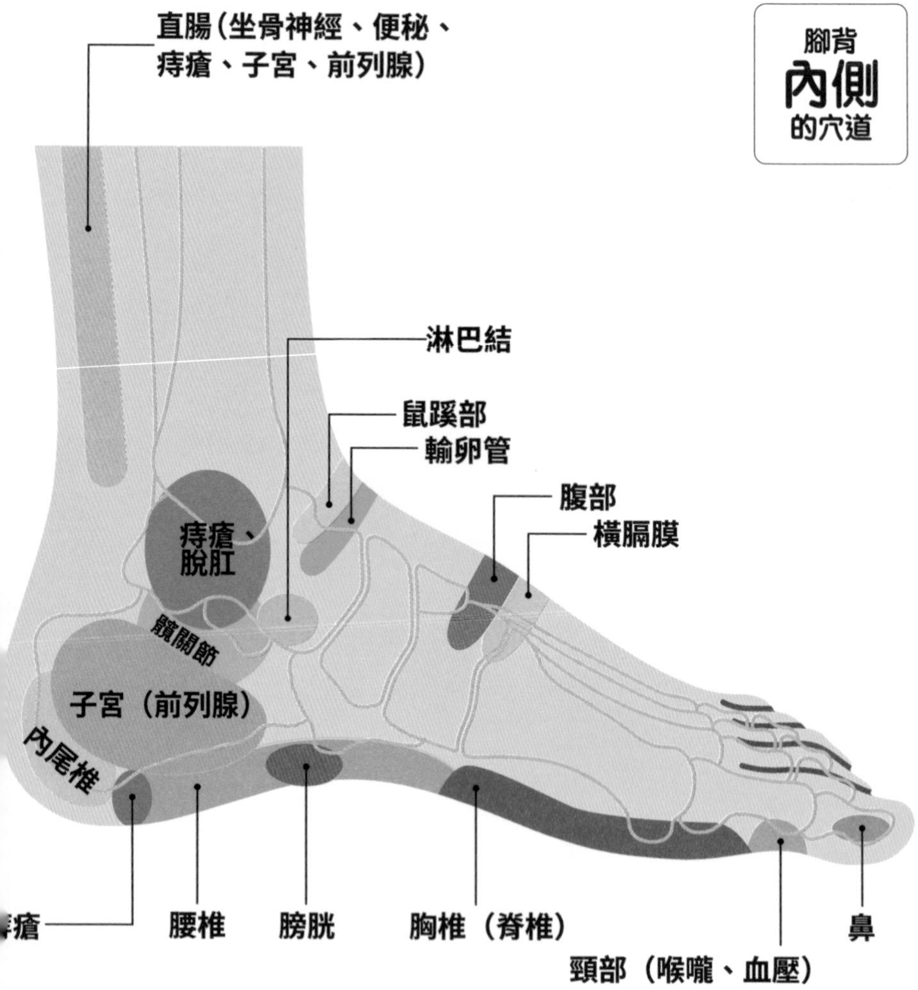
直腸（坐骨神經、便秘、
痔瘡、子宮、前列腺）
淋巴結
鼠蹊部
輸卵管
腹部
橫膈膜
痔瘡、
脫肛
髖關節
子宮（前列腺）
內尾椎
瘡
腰椎
膀胱
胸椎（脊椎）
鼻
頸部（喉嚨、血壓）

腳背的

腳背
外側
的穴道

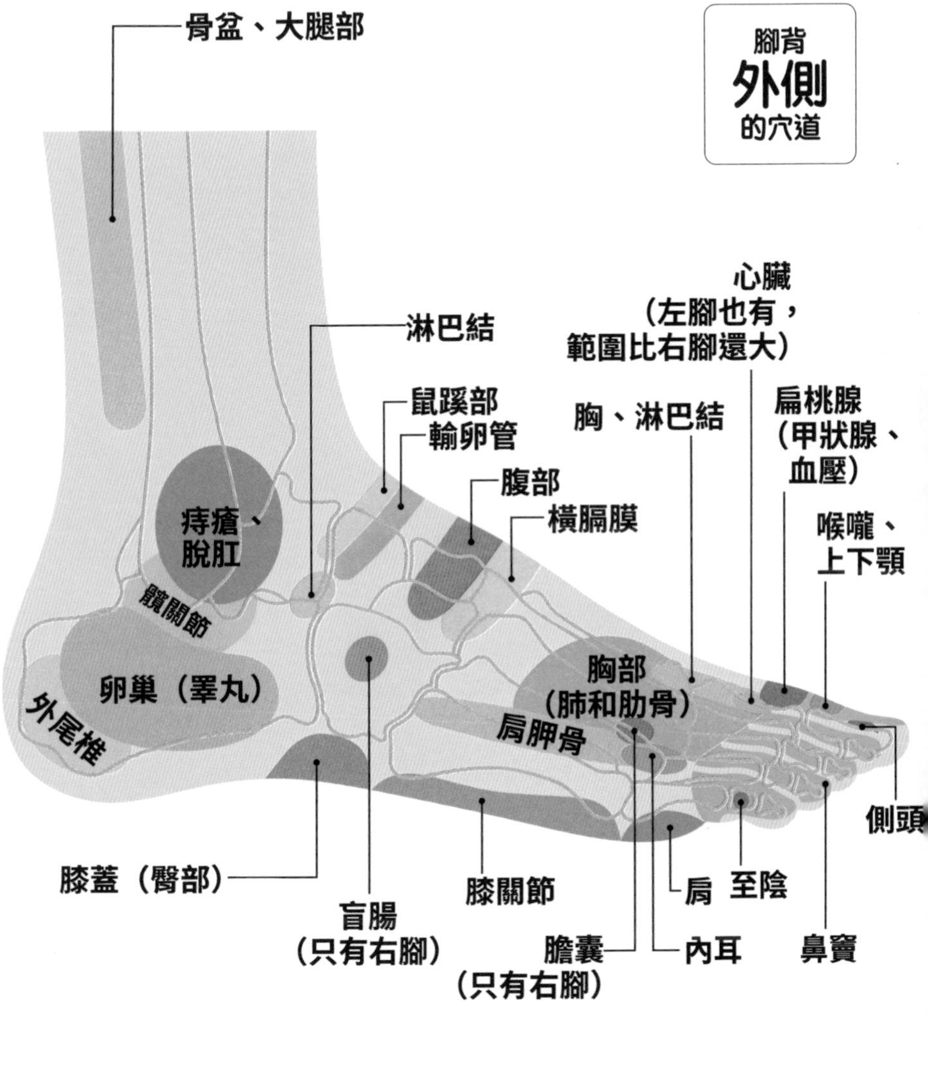

骨盆、大腿部
淋巴結
鼠蹊部
輸卵管
腹部
橫膈膜
心臟
（左腳也有，
範圍比右腳還大）
胸、淋巴結
扁桃腺
（甲狀腺、
血壓）
喉嚨、
上下顎
痔瘡、
脫肛
髖關節
卵巢（睪丸）
外尾椎
胸部
（肺和肋骨）
肩胛骨
側頭
膝蓋（臀部）
盲腸
（只有右腳）
膝關節
膽囊
（只有右腳）
肩
內耳
至陰
鼻竇

小腿的穴道地圖

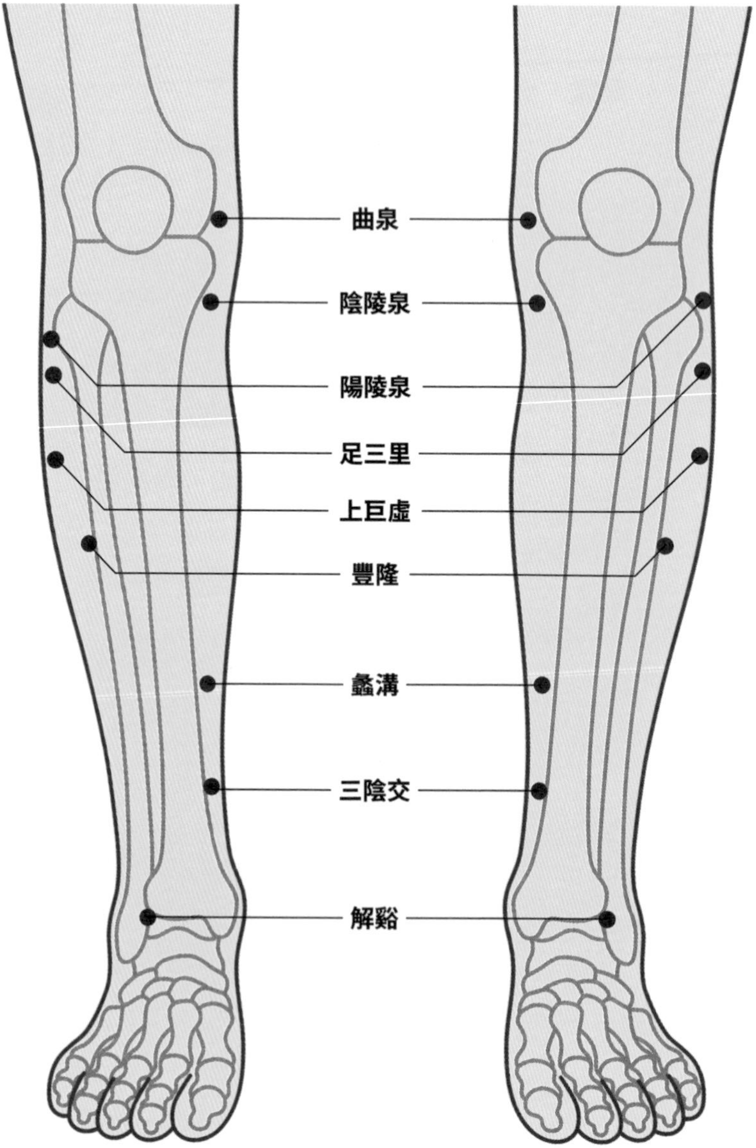

曲泉
陰陵泉
陽陵泉
足三里
上巨虛
豐隆
蠡溝
三陰交
解谿

小腿肚的穴道地圖

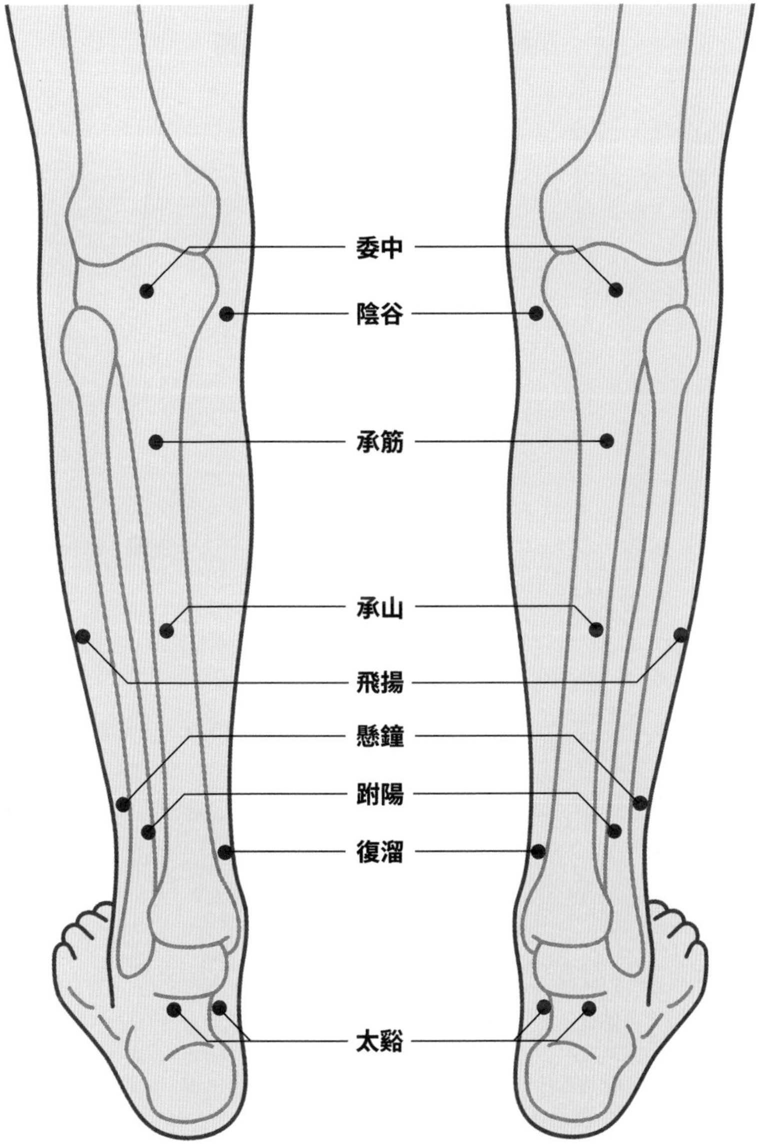

小腿肚、小腿的內側經絡

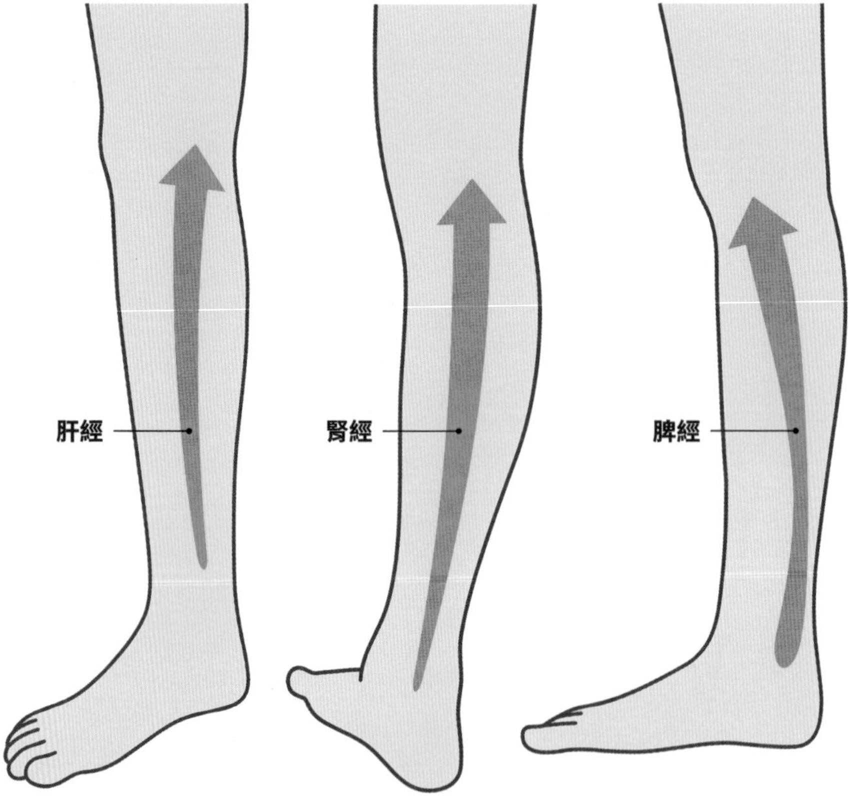

對消除浮腫有效的內側經絡要以「下到上」來按摩

【肝經】從腳踝上方到膝蓋位置的前側。對全身疲勞、眼睛疲勞、壓力、失眠、焦躁等有效。【腎經】後側的腳跟到膝蓋位置。對浮腫、免疫力、骨骼、頭髮等因增齡造成的不適有效。【脾經】從腳踝上方到膝蓋位置的後側。對浮腫、腹瀉、便秘、腸道不適等有效。

小腿肚、小腿的外側經絡

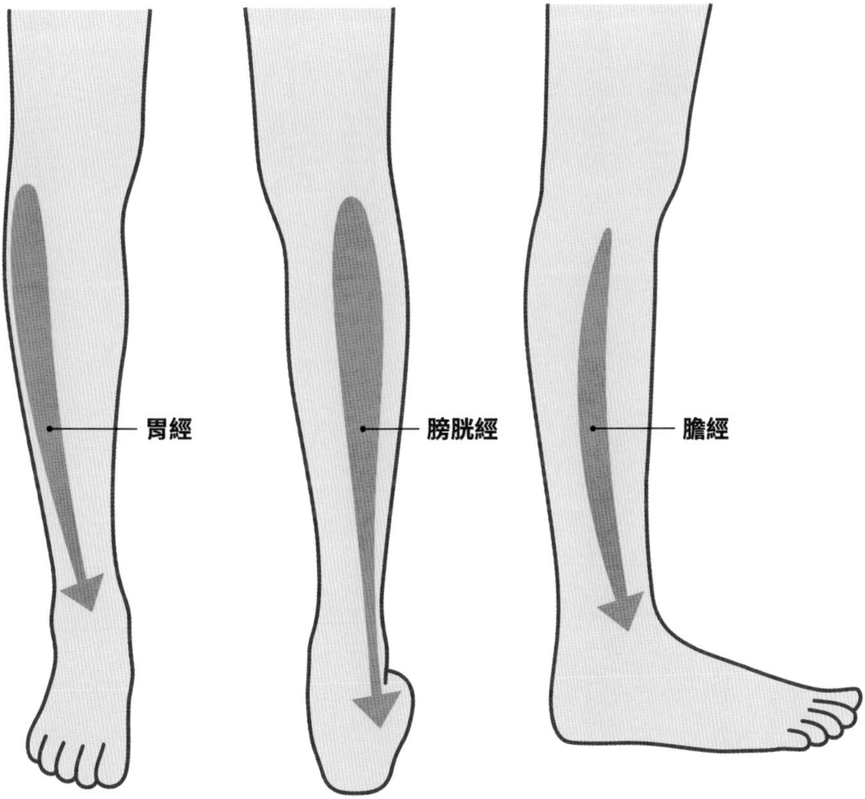

對消除各式疼痛有效的外側經絡要以「上到下」來按摩

【胃經】從膝蓋下方到腳脖子位置的前側。對腹痛、腸胃不適、食慾不振等有效。【膀胱經】從膝蓋正後方到小腿肚的外側。對頻尿、殘尿感、腰痛、肩膀僵硬等疼痛有效。【膽經】從膝蓋外側道小腿肚的外側。對頭痛、肩膀僵硬、花粉症、過敏、低血壓等有效。

前言

按壓穴道就會讓身體狀況變好的原因

藉由腳和小腿肚的雙重刺激，就能達到5倍以上的協同效應！

在腳上頭密集地遍布著消化器官、呼吸器官、心臟、生殖器、心臟、頸部、腰部等對應全身的穴道。另外，小腿肚上有非常多的微血管，能發揮對全身的血液循環影響極大的幫浦效用。這也是「**腳是映照全身的鏡子**」、「**小腿肚是第二顆心臟**」這兩句話的關鍵所在。

比起只刺激單一穴道，同時刺激複數的穴道會更加有效。在本書中，會針對我們的身體經常出現的45種不適，從穴道地圖之中選出**最為有效的穴道**

組合，根據它們個別的穴道「位置」、「按壓順序」、「刺激法」進行一目了然、容易理解的解說。

此外，根據各種不適，也加入了因應狀況的小腿肚刺激法，讓按壓穴道的效果更加升級。

我們經常在街上看到的指壓療法，多半是以腳底的刺激為主，但本書將會介紹足部整體的複數穴道，以及小腿、小腿肚的最佳自我刺激法。藉由同時刺激腳和小腿肚，就能更有效果地完成改善身體不適的自我保養。

說起「按壓穴道＝區域反射療法」

本書開頭的「穴道地圖」，是我在大約50年前學習瑜珈、研究古今東西各式各樣的治療法後所想出來的原創成果。西方的腳底按摩和印度與中國所流傳的「經絡」，也就是所謂的「穴道」，基本上理念是相同的。

刺激穴道，是每一個人在任何一個地方都能輕鬆進行、以自己的手指確認健康狀態，這是它的魅力所在。如果時間充裕的話，請務必要進行全套的按壓；若是沒有餘裕的話，只按壓一些部分也OK。**運用一天內的瑣碎時間，在自己能做到的範圍內輕鬆地進行也是沒問題的。**

活用本書，就能靠自己的力量讓身體的不適得以削減，請大家一起自我保養來讓身體更加清爽吧！

五十嵐康彥

Contents

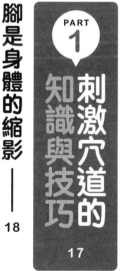

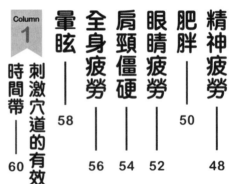

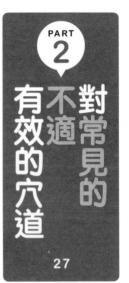

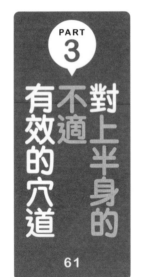

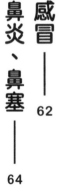

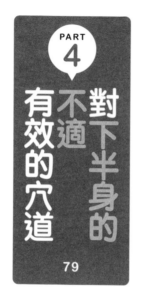

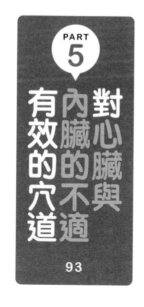

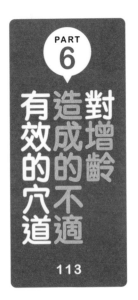

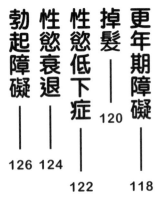

關於刺激的「基準時間」

關於各種不適狀況的「基準時間」，為所有刺激的總時間。因為只是一個大致的基準，所以請不要勉強自己超時進行。一開始只要能進行到感覺舒暢的程度，即便短時間就結束也是有效果的。習慣之後請慢慢地增加，直到基準時間。即使症狀有所改善後，讓這樣的自我保養變成持續的習慣，也可期待它預防症狀復發的效果。

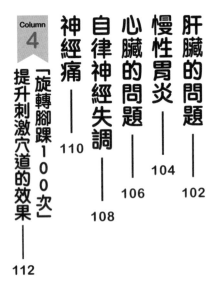

PART 1

刺激穴道的知識與技巧

刺激穴道的知識與技巧 01

腳是身體的縮影

我們的腳上密集地遍布著**與人體的各器官存在密切聯繫的穴道**，讓腳足以被稱之爲**「映照全身的鏡子」**。

腳上有無數的神經、肌肉、肌腱，它們和大腦連結，藉此維持平衡。

此外，單單只仰賴心臟的幫浦機能，是難以將血液輸送到整個身體的，不過光是走路就能讓腳底發揮幫浦的功能，靠血管周圍的肌肉將血液壓送回去。因此**刺激腳底，可說是健康的基本法則**。

刺激腳底和小腿肚上頭的穴道，就能促進人體的循環機能以及體內老廢物質的排泄。這麼一來，就能防範毒素**堆積在肝臟、腎臟、腸道等地方後產生的傷害**。提高身體的自然治癒力，產生對疾病的抵抗力，這也和預防疾病密切相關。另外，還能促進體內的鎮定物質之一的腦內物質內啡肽的分泌，達到緩解痛楚的效果。

擁有最佳穴道刺激效果的部位就是腳

一旦身體出現不舒服的狀況，訊號也會傳遞到腳那邊去。

舉例來說，當**甲狀腺發生異常狀況時，拇趾下方的隆起部分就會僵硬**。糖尿病患即便乍看之下血液循環還不錯，但是只要觸碰拇趾，就可能發現缺乏彈性、鬆鬆軟軟的情況。便秘時，只要刺激足弓就會感受到劇烈的疼痛，而肝功能不佳的人腳跟則是會變厚。身體寒涼或有浮腫現象的人，經常出現小指彎曲的症狀。就像這樣，**我們的腳會如實地表現出身體不佳的狀況**。**如果對腳進行刺激就出現了疼痛的部位，表示那個區域所反射的身體部位狀況不好**。如果有哪邊的穴道出現鼓脹或是僵硬那樣的感覺，請在該處用手指或手掌慢慢地按揉。

除了腳以外，頭、手、耳朵等處也分布有穴道，但只有腳上的穴道壓倒性地高效果。正因爲如此，我們的腳才會被喻爲是能夠映照全身的鏡子。

刺激穴道的知識與技巧02

腳底、腳背、小腿肚的效果差異

●腳底

足弓有一個叫湧泉的穴道，是腳底特別重要的關鍵點之一。這裡也是腎臟的反射區域，無論進行何種治療，一定都會對這邊施以刺激。對於恢復疲勞、婦科疾病、糖尿病、肥胖等問題都能發揮效果。此外，**腳跟是坐骨神經或生殖器的反射區域，在拇趾內側的中心位置是大腦、小腦，而指頭根部則是眼睛或耳朵的反射區域**。在皮膚較硬之處施力較大、柔軟之處施力較小，依循以上的刺激基礎，來進行按揉時的力道調節。

●腳背

如果對在肺、橫膈膜、淋巴結、內耳、盲腸（只位於右腳）、肩胛骨等反射區域的腳背進行刺激的話，**對耳鳴、肩膀僵硬、氣喘等症狀都有效用**。除了用手指按壓之外，也推薦採用搓揉等不同形式的刺激法。

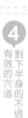

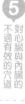

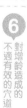

●小腿肚、小腿

在小腿肚和小腿之中，特別是小腿肚，更能發揮超越心臟的幫浦功用，因此也被喻爲是**「第二顆心臟」**。它肩負著把心臟送出、傳輸到足部的血液以逆轉重力的方式送回去的任務。隨著年紀增長，這股力量就會減弱，導致血液循環變差。在這樣的情況下，便會萌生浮腫、體溫降低等萬病的根源。

促進小腿肚的血液循環要比心臟還要重要。此外，**腳底也同樣存在著許多對不適症狀有效的穴道**。請各位在按摩小腿肚的同時，也要針對穴道進行刺激，盡可能早一點消除那些身體的毛病吧。

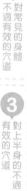

刺激穴道的知識與技巧
03

刺激穴道可採用手指和道具兩種進行模式

根據症狀不同，按壓的強度或步調也截然不同，因此推薦大家可視情況**靈活地運用手指或道具**。基本的刺激法，有使用拇指指腹按壓的**「單點按壓」**，和使用拇指指頭及指甲前端按壓的**「指尖按壓」**，這是力氣較小的人也可以輕鬆進行的技巧。如果想要強度較高的按壓，使用道具會比較有效。如果身邊能準備一支在百圓商店就能買到的**「穴道按摩棒」**會是不錯的選擇。按壓的強度會因應症狀而改變。爲了能依據不同的症狀發揮刺激穴道的最大效果，還請務必參考下頁關於力道調節的解說。

如果是要改善慢性症狀的話，每天進行1次是大概的基準，採用**不會太過勉強、容易持續下去的步調就沒有問題了**。在持續進行的過程中，就能漸漸地掌握對自己而言最有效用的節奏。希望大家都能在輕鬆且不會過於勉強的程度下進行。

刺激的力道調節

弱的強度

雖是力道弱的按壓，但更接近「有確實按壓」的感覺，大概是手指陷入2~3釐米左右的程度。較弱的刺激能夠讓機能活性化，安定頭腦系與感覺系的機能。

中的強度

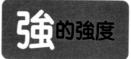

會感到「舒暢」的力道施力（按壓部位的周遭會變白的程度）。因為每個人的狀況都不一樣，所以請視實際情況來調整力道的強度。

強的強度

會感到「痛」的強力道施力（按壓部位的周遭會出現皺褶的程度）。強力的刺激能夠活化內臟機能，提振頭腦系與感覺系的機能。

任誰都能輕鬆辦到！足部按摩技巧

指腹

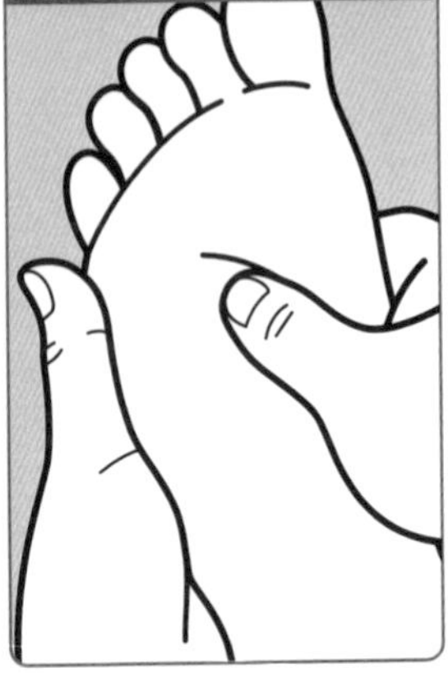

主要使用拇指的指腹，是用途最廣也最簡單的技巧。以像是將力氣移轉到拇指的感覺按壓，只要掌握調節力道的訣竅後會更加有效。以弱的力道按壓可以讓身體機能活性化，以強的力道按壓可抑制身體機能。

指關節

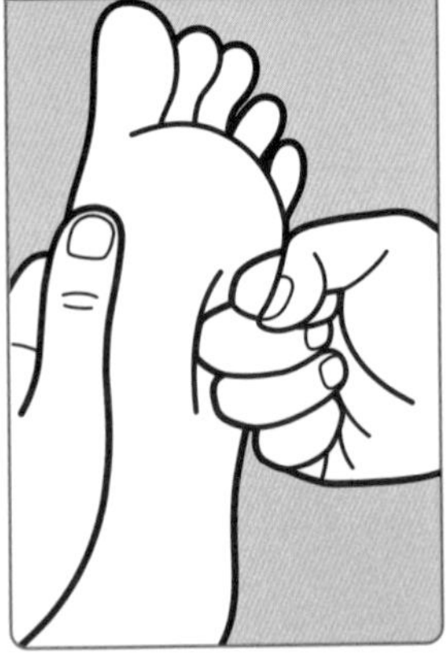

施作手握拳，以食指或中指的第二關節按壓反射區域的技巧。適合用在腳跟或指尖等比較硬的地方。多用於要對穴道進行高強度刺激或高強度按摩等場合。

鍵字拇指

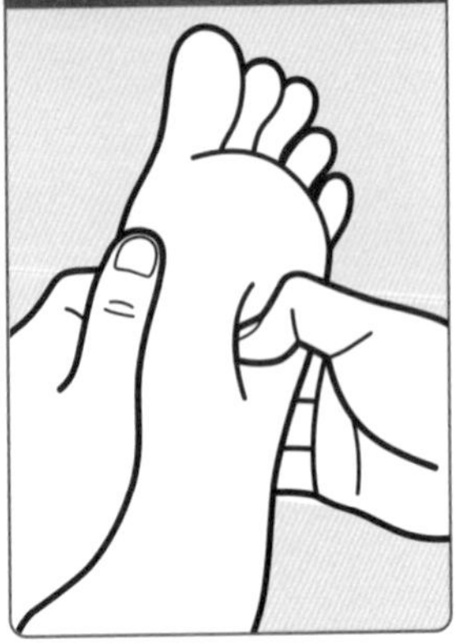

先將拇指的第一關節彎成90度，以指尖或指腹按壓反射區域。容易施力，是最基本且應用範圍廣泛的技巧。

摩擦

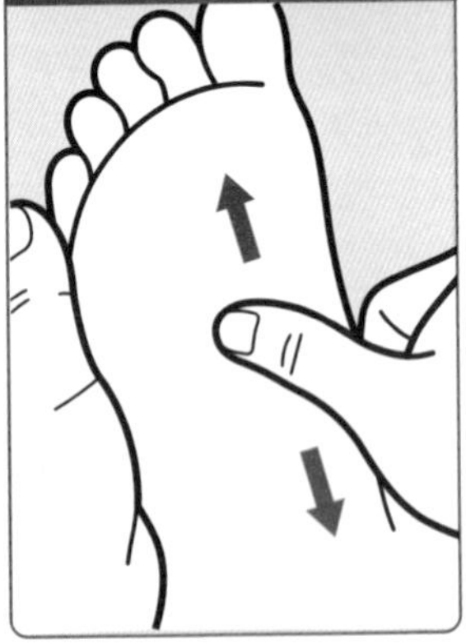

以拇指指腹外側摩擦反射區域。在刺激腳底內側的側面、指頭與指頭之間、腳背上的細長反射區域等場合是很有效的方法。

拉伸

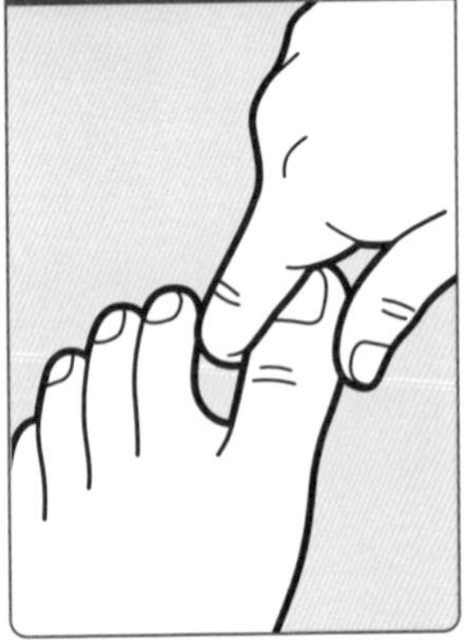

揉開、舒緩腳趾的關節後進行拉伸的技巧。用手的拇指和食指夾住腳趾，交互進行左右繞圈，最後再拉伸每根指頭。

鑽木式按摩

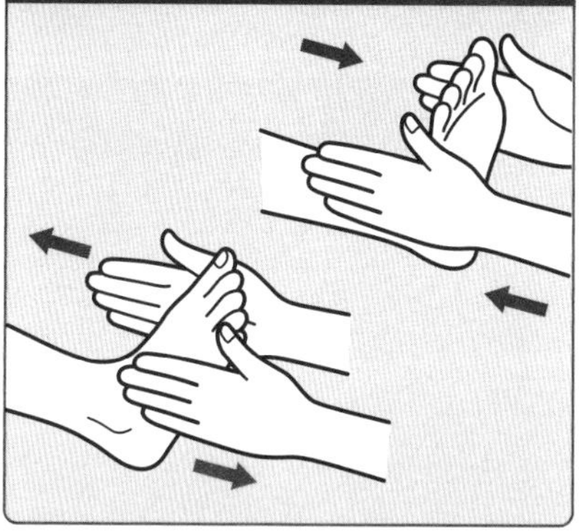

將雙手至腳的兩側進行按摩的方法。具有活絡血液循環、提升神經運作效能的效用。因為是屬於最後調整的施術，所以請在結束全部的刺激療程後再進行，會更加地有效。

夾住腳拇趾

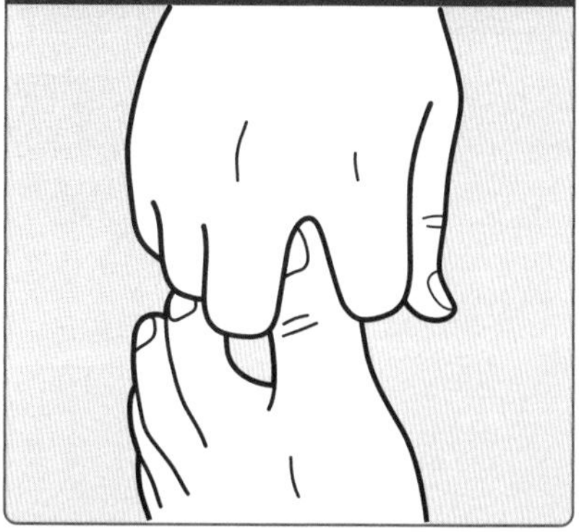

用手的食指和中指夾住腳的拇趾，像是旋轉那樣左右轉動。因為主要是用於拇趾的方法，所以對於頭痛等症狀有效。因為夾太緊會感到疼痛，若是為他人施術的情況，請觀察對方當下的狀態來調整力道。

三角形

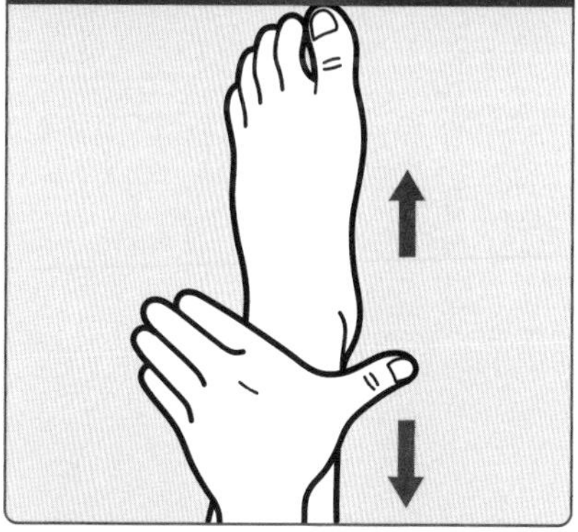

主要用於腳脖子的技巧。用手的拇指和食指，像是按壓腳關節多個部位那樣進行。因為即便是輕柔的力道也有效果，所以能讓人放鬆。

柔和的輕撫

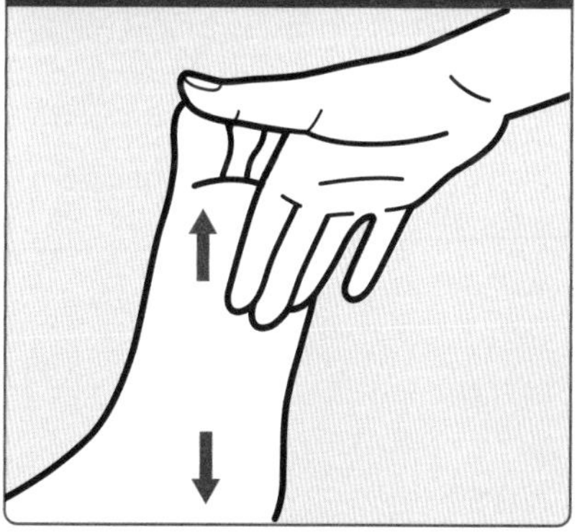

用於腳底的中央區域，能緩和神經亢奮的技巧。以宛如羽毛般輕柔的撫摸，溫和且緩慢地撫過施術部位。和同伴交互進行，心情會更加放鬆、也更有效。

小腿肚、小腿的基本刺激方式

外側的刺激

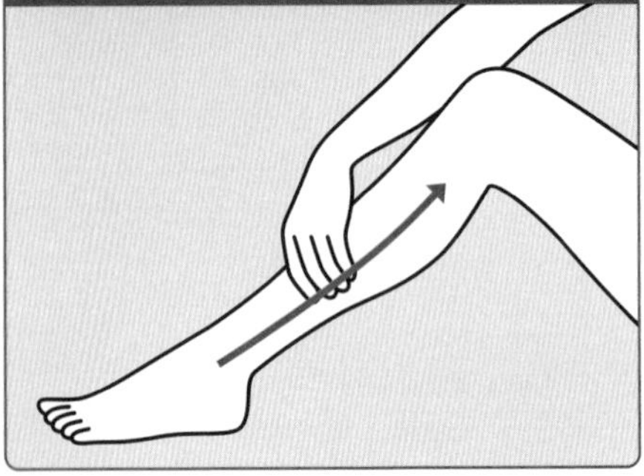

將拇指放在小腿正面的脛骨邊緣，手掌像是握住小腿肚那樣上下進行按摩。右腳使用右手、左腳使用左手進行。

內側的刺激

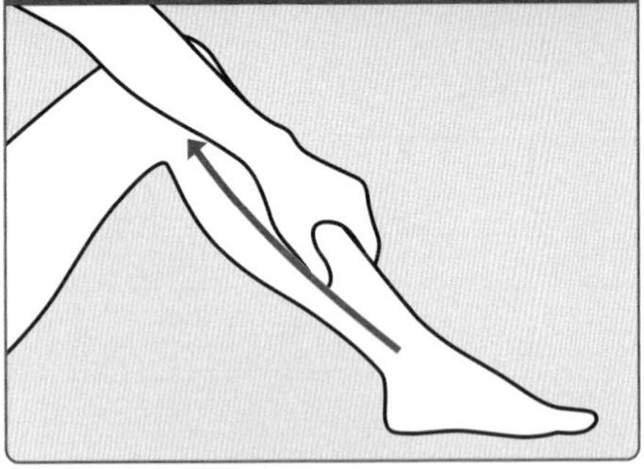

將拇指以外的四根指頭放在小腿正面的脛骨邊緣。拇指和四根手指像是握住小腿肚內側那樣上下進行按摩。右腳使用右手、而左腳使用左手進行。

後側的刺激

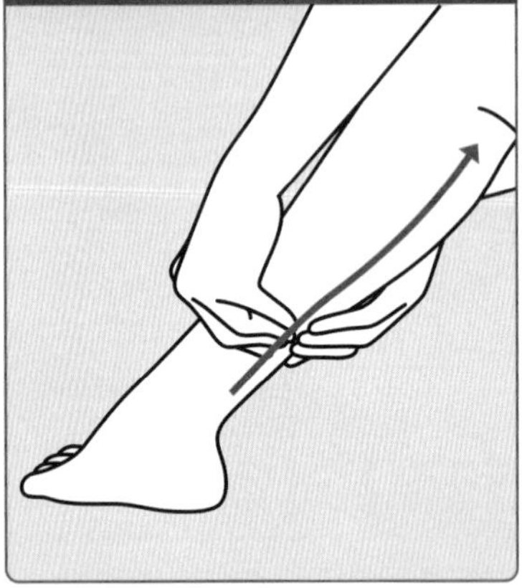

用雙手握住小腿肚最厚實的部分。接著將拇指左右拉開3公分，在這種狀態下一邊施力、一邊上下進行按摩。

前側的刺激

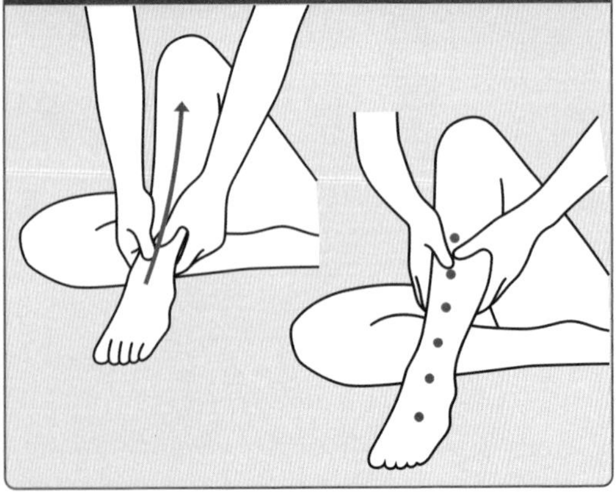

將左右手的拇指像是相互貼合在小腿正面脛骨的中心那樣，以雙手握住小腿肚。一邊讓拇指施力、一邊上下進行按摩。

PART 2

對常見的身體不適有效的穴道

常見的不適 01

提升免疫力

對足部整體進行刺激，不要輸給新冠肺炎

免疫力的關鍵在肝臟。而針對腳底、小腿肚、小腿整體一處不漏地按壓，就等於對全身進行刺激。一起來打造出不會輸給新冠肺炎和流行性感冒的身體吧。

基準的時間

10分

左腳底

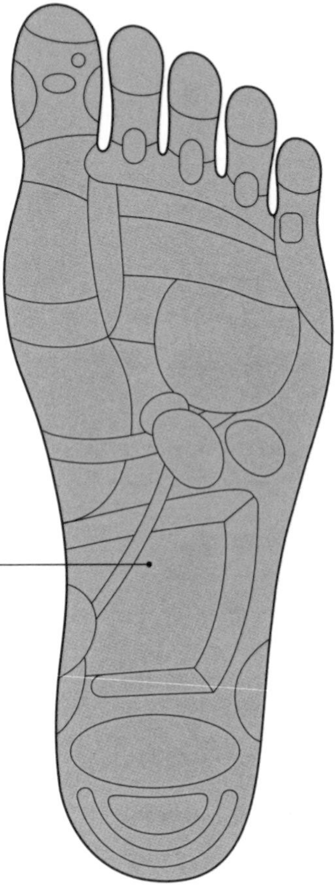

腳底整體

小腿

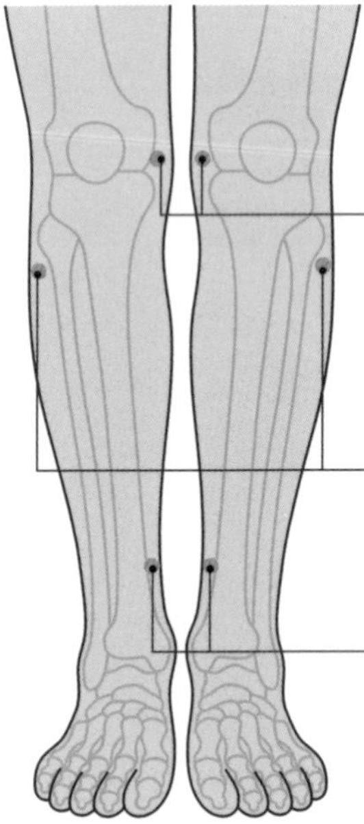

曲泉

足三里

三陰交

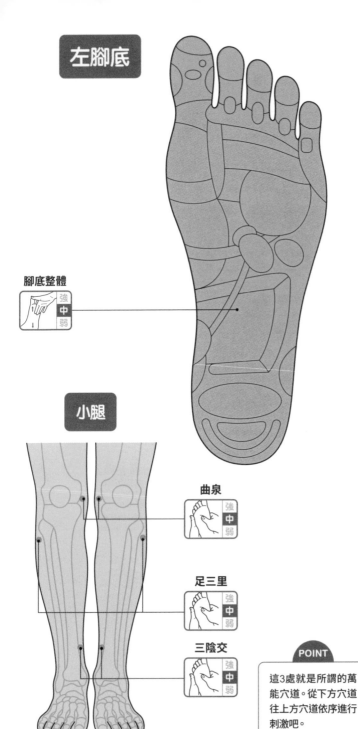

POINT

這3處就是所謂的萬能穴道。從下方穴道往上方穴道依序進行刺激吧。

1 刺激穴道的方法與技術的

2 對常見的身體不適有效的穴道

3 對上半身的不適有效的穴道

4 對下半身的不適有效的穴道

5 對心臟與內臟的不適有效的穴道

6 對增齡造成的不適有效的穴道

右腳底

肝臟

強
中
弱

腳底整體

強
中
弱

POINT

用鍵字拇指以普通的力道按壓肝臟區。接著用食指、中指、無名指的指尖，從腳底跟部往腳趾頭一處不漏地撫過。

腳背整體

腳背整體

強
中
弱

POINT

同時用手的食指、中指、無名指的指尖，從腳背最高的地方，往腳趾頭慢慢地撫去。

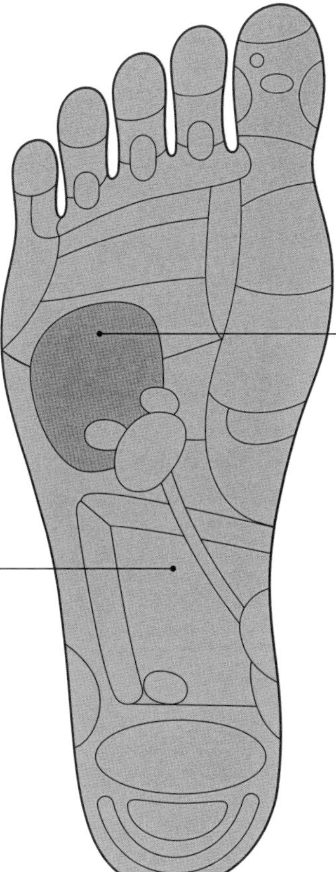

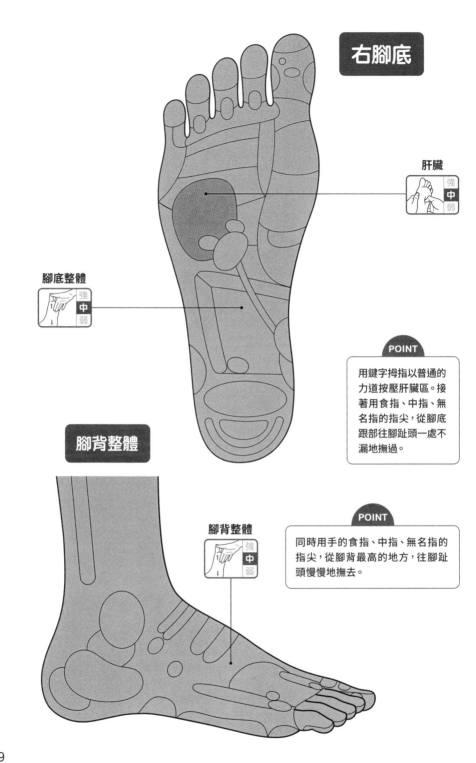

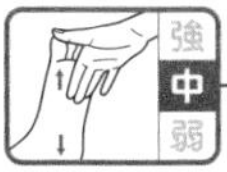

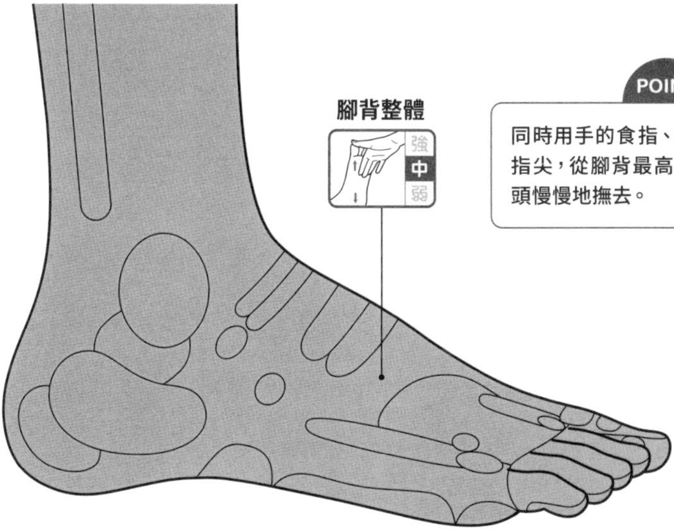

浮腫

促進血液循環與代謝，調節淋巴液的流動

藉由刺激穴道，可以增進小腿肚的肌力，促進血液循環。因為淋巴液的循環也會因此跟著血液一起變正常，便能促進浮腫原因之一的水分代謝。

基準的時間
10分

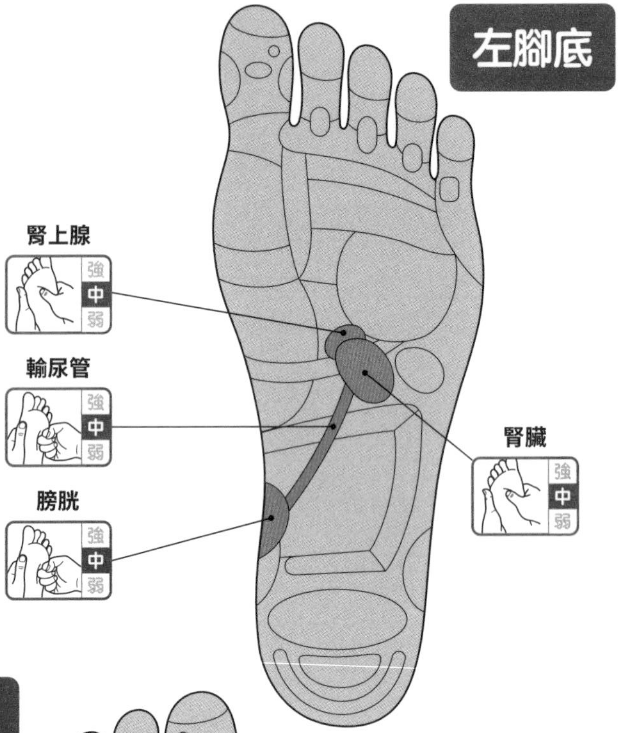
左腳底
腎上腺
強
中
弱
輸尿管
強
中
弱
膀胱
強
中
弱
腎臟
強
中
弱

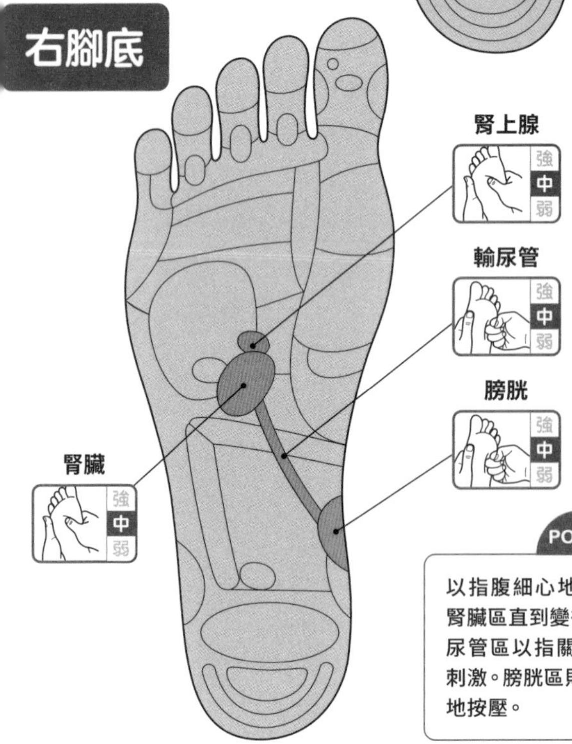
右腳底
腎上腺
強
中
弱
輸尿管
強
中
弱
膀胱
強
中
弱
腎臟
強
中
弱

POINT

以指腹細心地按摩腎上腺和腎臟區直到變得溫熱為止。輸尿管區以指關節緩緩地給予刺激。膀胱區則以指關節緊緊地按壓。

1
刺激穴道的
方法與技術

2
不適有效的穴道
對常見的身體

3
對上半身的不適
有效的穴道

4
對下半身的不適
有效的穴道

5
對心臟與內臟的
不適有效的穴道

6
對增齡造成的
不適有效的穴道

腳背外　腳背內

淋巴結

淋巴結　膀胱

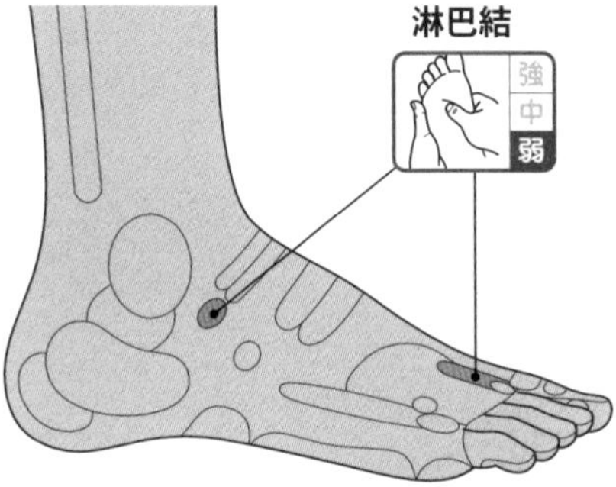

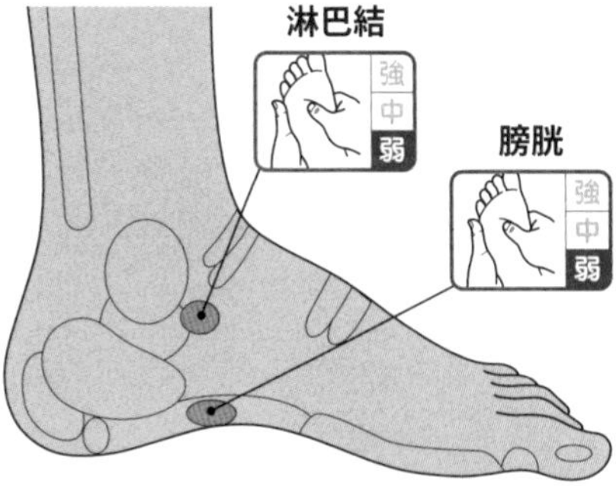

POINT

接近腳踝的淋巴結反射區域以指腹輕輕、緩慢地按壓。最初可以從腳底加上腳背總計5分鐘開始施術，習慣了以後請將刺激的時間拉長到10分鐘左右。

小腿肚

腎經

復溜

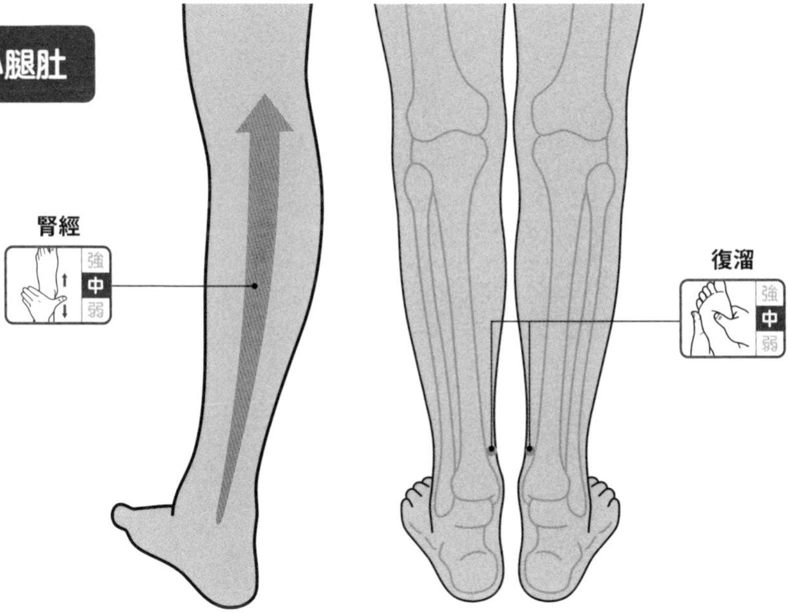

POINT

小腿肚後面的腎經以手指包覆摩擦的方式，由下往上進行按摩。接著用指腹對復溜和緩地進行按壓。

寒涼

藉由促進血液循環以調節自律神經

這些是能促進末梢血管的血液循環與荷爾蒙的分泌，提高整體治癒力的穴道。這類穴道不只是腳，還有溫暖全身的作用。對於寒涼和潮熱交替出現的症狀也是有效的。

基準的時間 **10分**

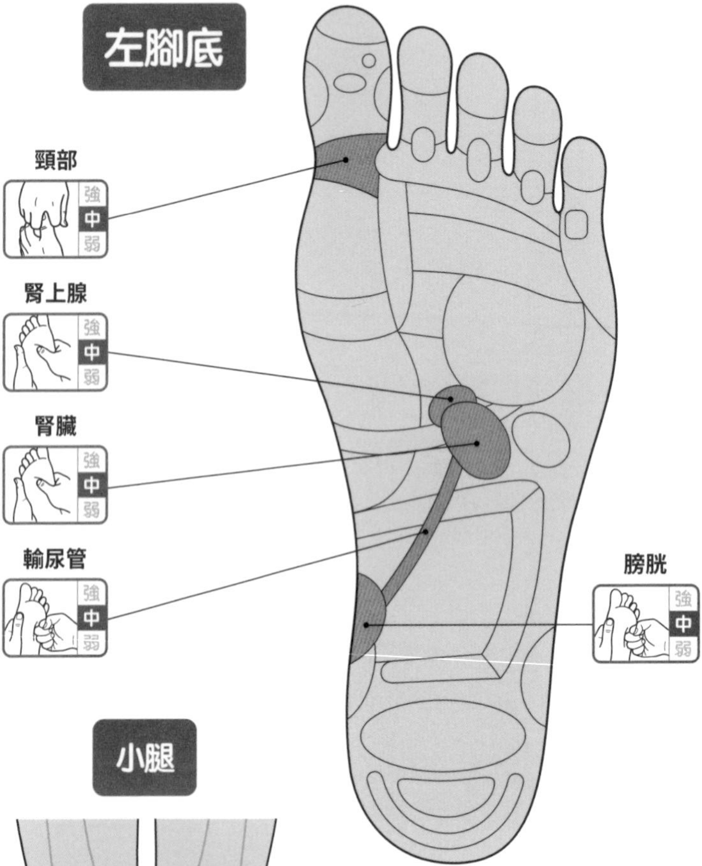
左腳底
頸部
強
中
弱
腎上腺
強
中
弱
腎臟
強
中
弱
輸尿管
強
中
弱
膀胱
強
中
弱

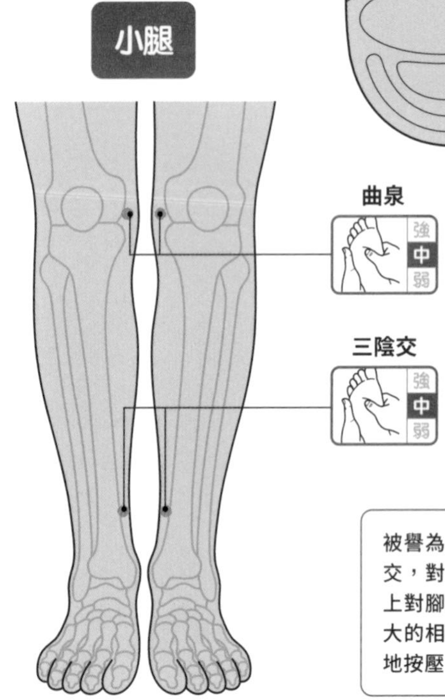
小腿
曲泉
強
中
弱
三陰交
強
中
弱

POINT

被譽為是萬能穴道的曲泉和三陰交，對寒性有很好的效果。再加上對腳底的刺激，可期待帶來較大的相應效果。請使用指腹緩緩地按壓。

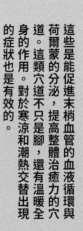

右腳底

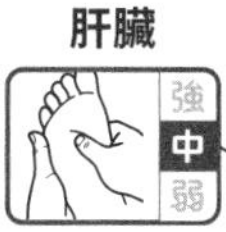
肝臟
強
中
弱

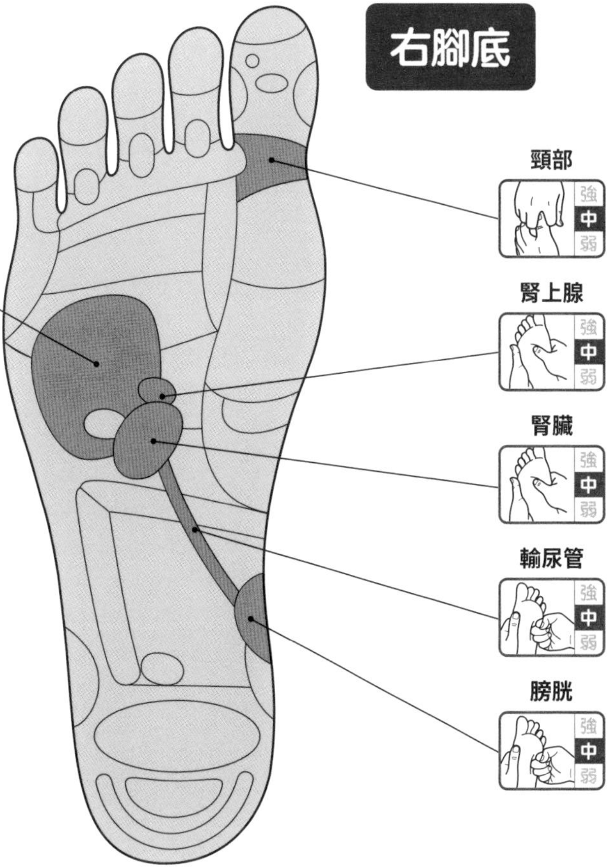
頸部
強
中
弱
腎上腺
強
中
弱
腎臟
強
中
弱
輸尿管
強
中
弱
膀胱
強
中
弱

POINT

首先按摩整個腳底，直到變得溫熱。用指腹將腎上腺、腎臟、肝臟區好好搓揉過。再用指關節確實按壓輸尿管和膀胱區。頸部則是夾起拇指按摩並左右旋轉。

腳背外

POINT

以指關節刺激位於腳拇趾根部的甲狀腺區2次，每次約30秒。收尾階段握住腳趾頭根部左右各旋轉50次，效果更佳。

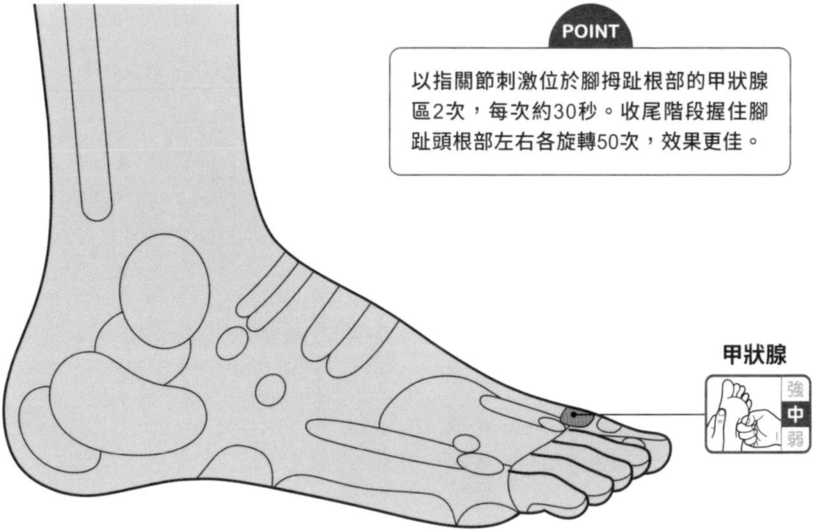
甲狀腺
強
中
弱

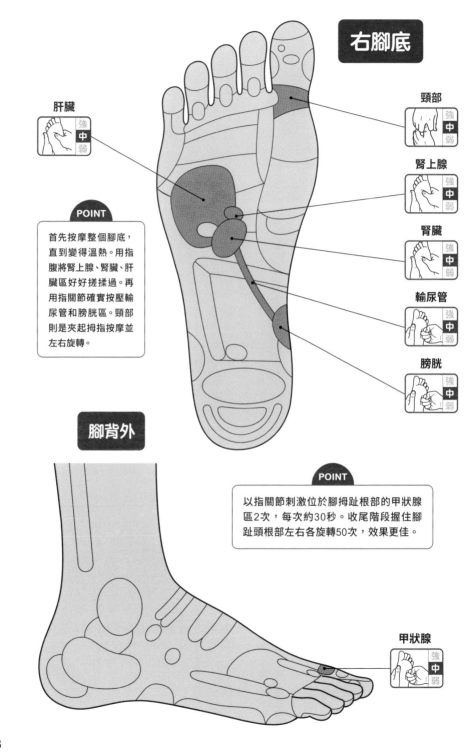

常見的不適

04

腰痛

藉由對腎臟區的刺激來緩和難受的疼痛

據說腰痛的原因大多來自於腰部肌肉的疲勞或腎臟狀況不佳。透過刺激腎臟區的穴道就能獲得改善。背肌的血液循環也會跟著腰一起變好，讓腰部狀況更舒適。

基準的時間

10分

左腳底

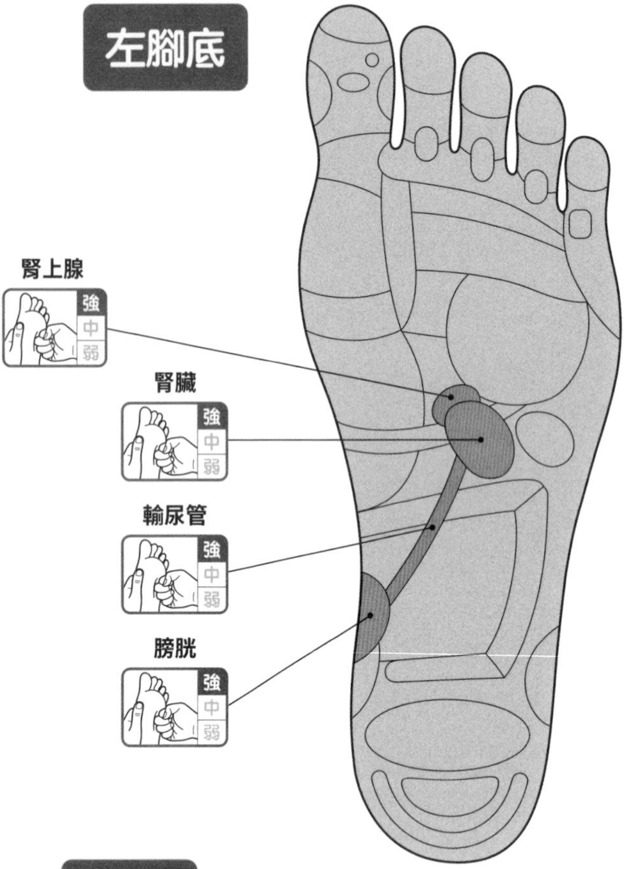
腎上腺
強
中
弱
腎臟
強
中
弱
輸尿管
強
中
弱
膀胱
強
中
弱

腳背內

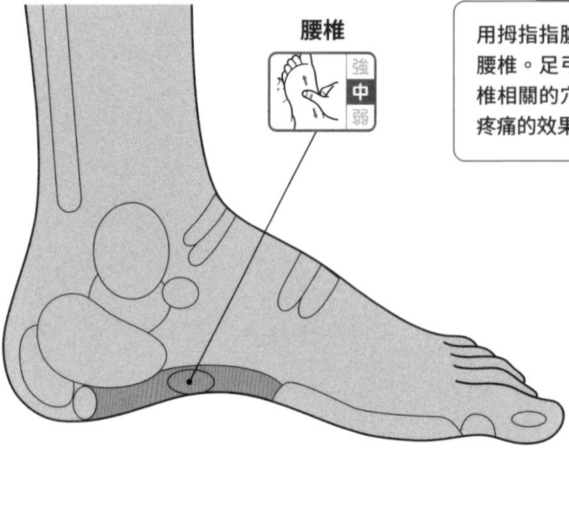
腰椎
強
中
弱

POINT

用拇指指腹外側去摩擦腰椎。足弓的部分有腰椎相關的穴道，有緩解疼痛的效果。

右腳底

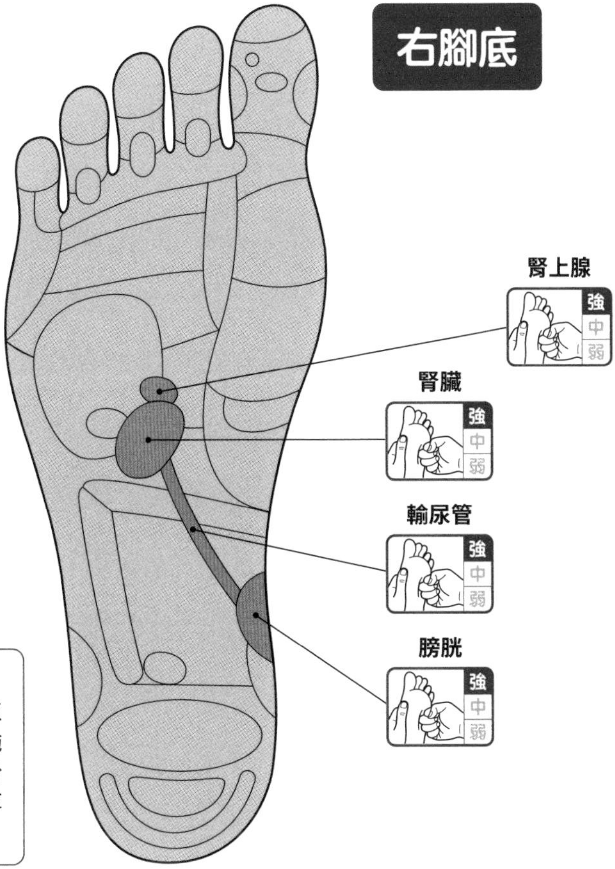
腎上腺
強
中
弱
腎臟
強
中
弱
輸尿管
強
中
弱
膀胱
強
中
弱

POINT

以指關節針對腎上腺、腎臟、輸尿管、膀胱區依序花點時間慢慢地施加刺激。這些即使位於腳底，但也是皮比較厚的部分，請加強力道。

小腿

小腿肚

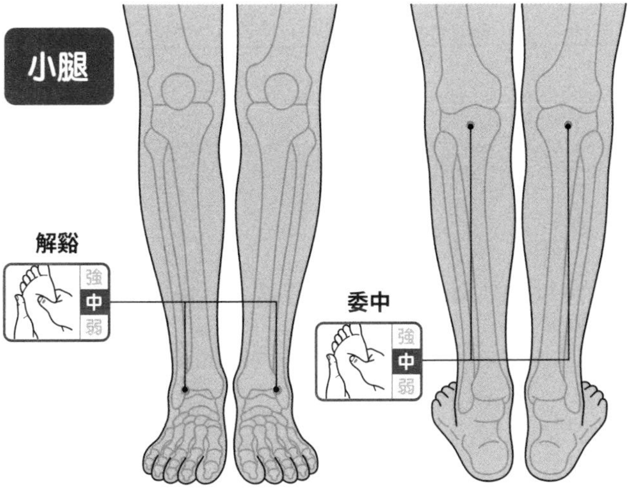
解谿
強
中
弱
委中
強
中
弱

POINT

解谿是擁有鎮痛效果的穴道。首先請刺激這一點，抑制痛楚。接著再刺激委中，減輕腰部的疲勞感。

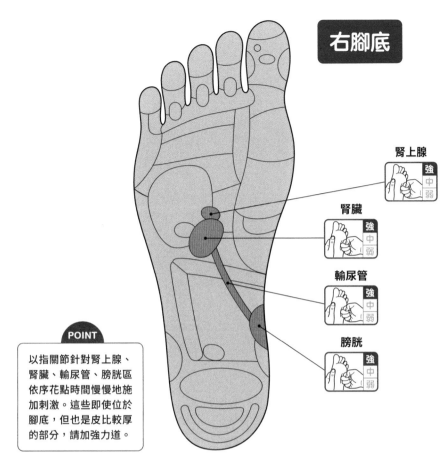

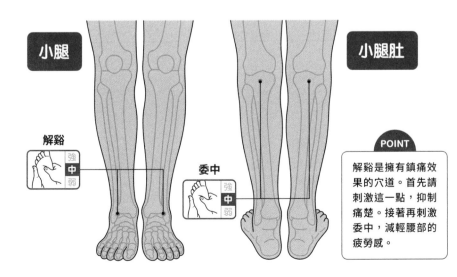

常見的不適 05

頭痛

刺激腳拇趾和小腿肚的穴道來消除疼痛

在吃頭痛藥之前，請先試著刺激穴道吧。如果疼痛變嚴重的話，刺激的效果也會隨之減半。所以請在覺得「頭好像有點痛」的時候就刺激腳的拇趾來改善疼痛感吧。

基準的時間

10分

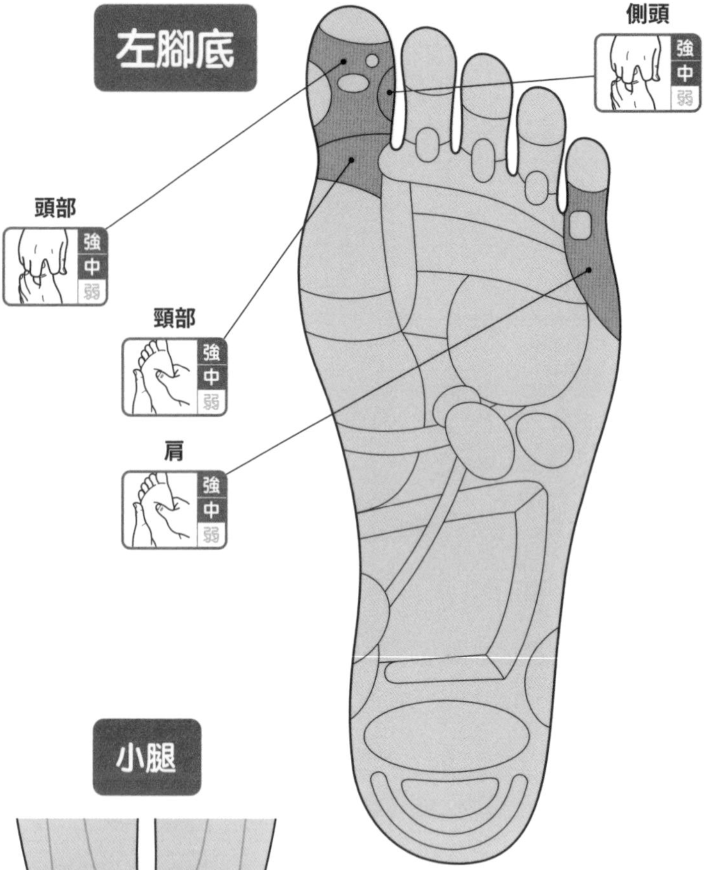

左腳底
側頭
強
中
弱
頭部
強
中
弱
頸部
強
中
弱
肩
強
中
弱

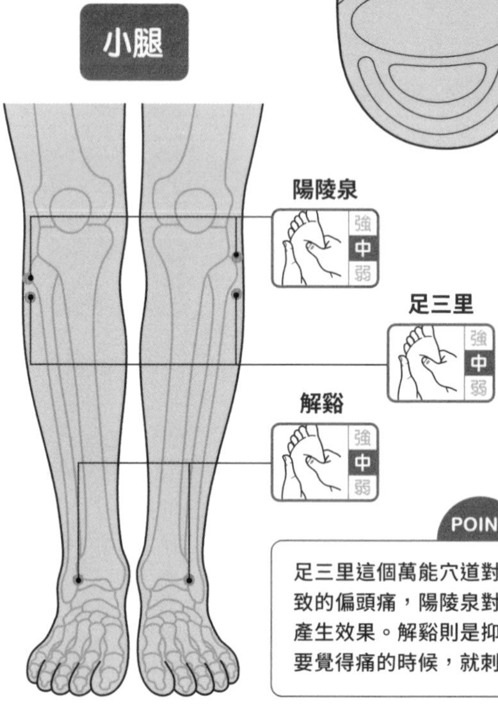

小腿
陽陵泉
強
中
弱
足三里
強
中
弱
解谿
強
中
弱

POINT

足三里這個萬能穴道對於自律神經失調導致的偏頭痛，陽陵泉對於突發的偏頭痛能產生效果。解谿則是抑制疼痛的穴道。只要覺得痛的時候，就刺激它們吧。

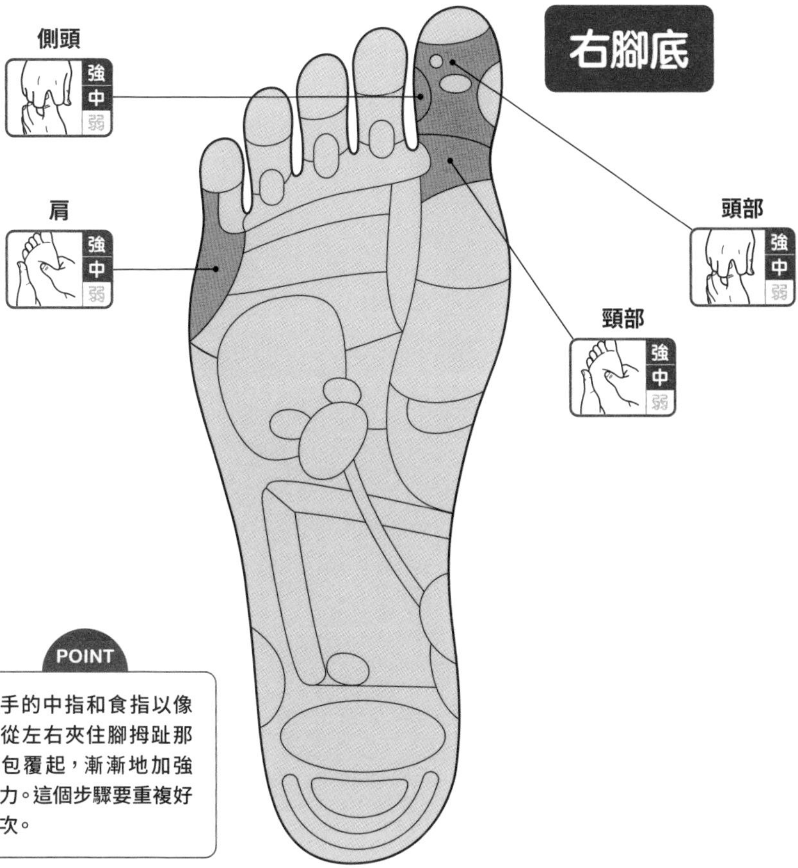
右腳底
側頭
強
中
弱
肩
強
中
弱
頭部
強
中
弱
頸部
強
中
弱

POINT

用手的中指和食指以像是從左右夾住腳拇趾那樣包覆起，漸漸地加強施力。這個步驟要重複好幾次。

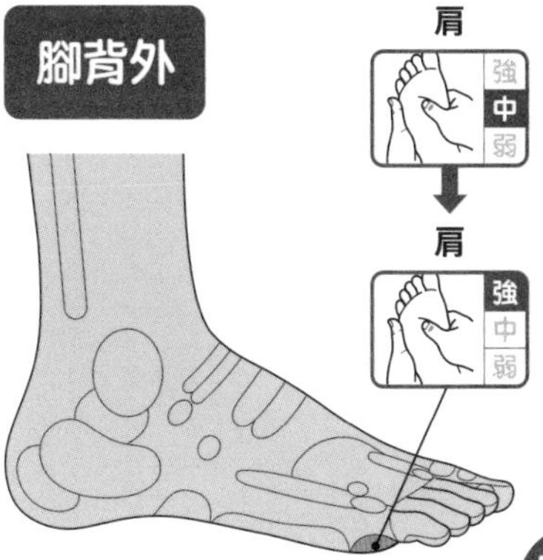
腳背外
肩
強
中
弱
肩
強
中
弱

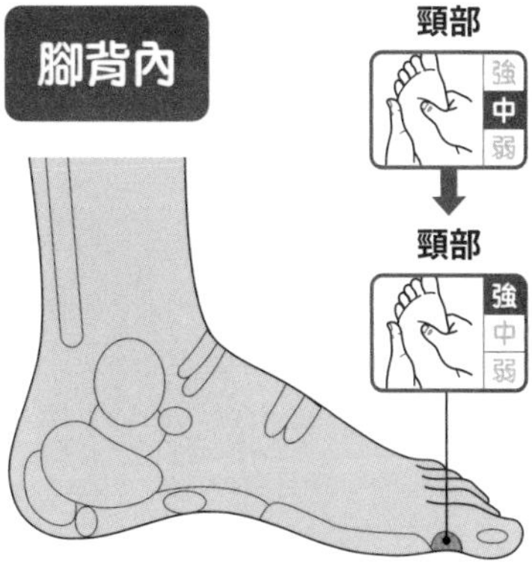
腳背內
頸部
強
中
弱
頸部
強
中
弱

POINT

針對頸部的反射區域，一開始請先用指腹輕柔、緩緩地加強按壓力道。捏捏相當於肩膀反射區域的腳小趾也是有效的。

失眠症

讓副交感神經處於優勢，能促進快速入睡

這裡所介紹的穴道具有能放鬆、溫暖身體的效用。請花點時間刺激，不要讓大腦過於亢奮，給自己一個理想的睡眠吧。

基準的時間
7分

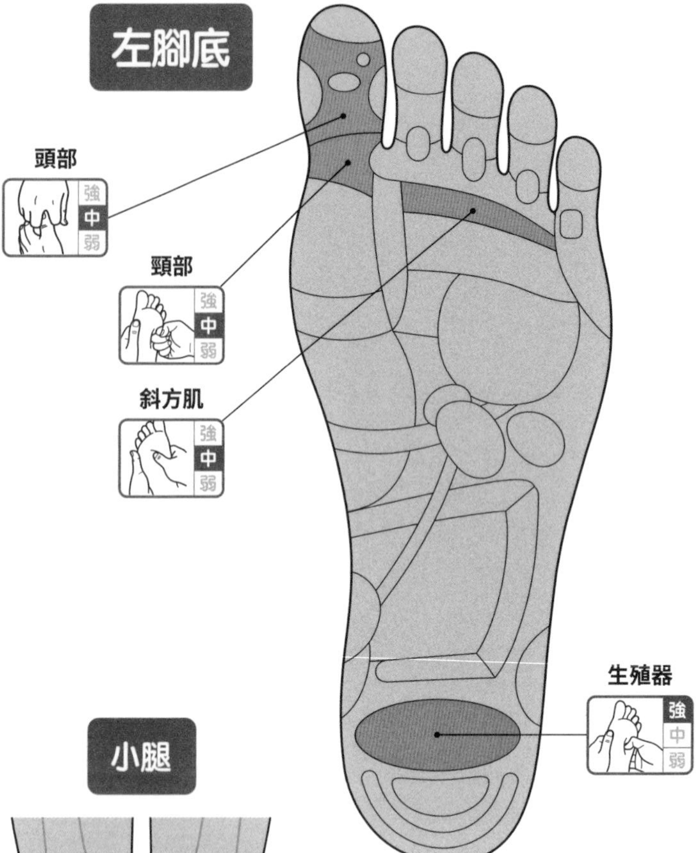
左腳底
頭部
強
中
弱
頸部
強
中
弱
斜方肌
強
中
弱
生殖器
強
中
弱

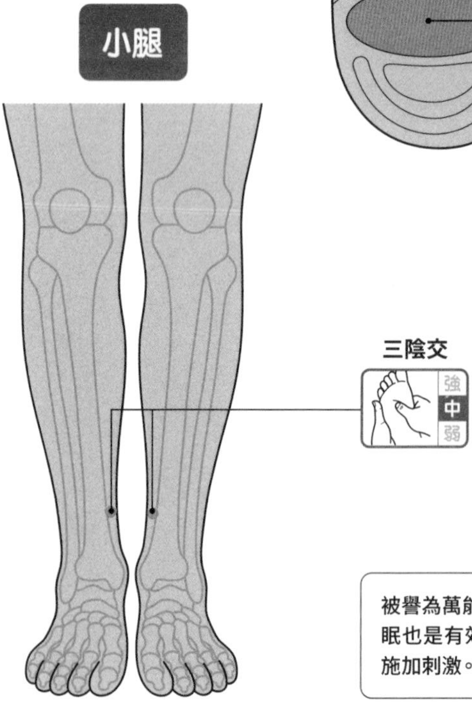
小腿
三陰交
強
中
弱

POINT

被譽為萬能穴道的三陰交對於失眠也是有效的。請用指腹妥善地施加刺激。

右腳底

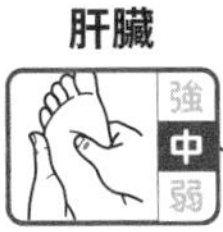
肝臟
強
中
弱

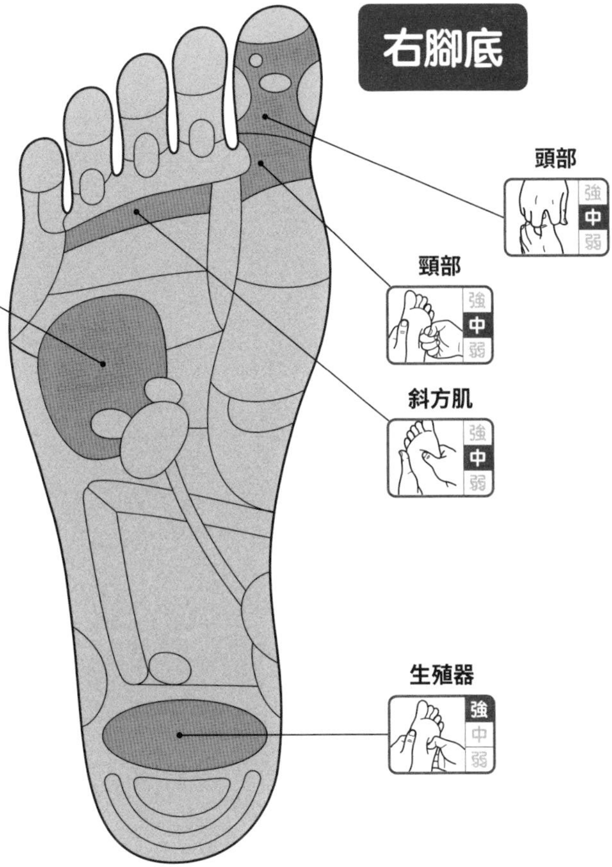
頭部
強
中
弱
頸部
強
中
弱
斜方肌
強
中
弱
生殖器
強
中
弱

POINT

頭部區就靠夾住腳拇趾來施加刺激，頸部區則用指關節來刺激。斜方肌區請用指腹進行左右摩擦。而生殖器區請以鍵字拇指用力地按壓。

腳背內

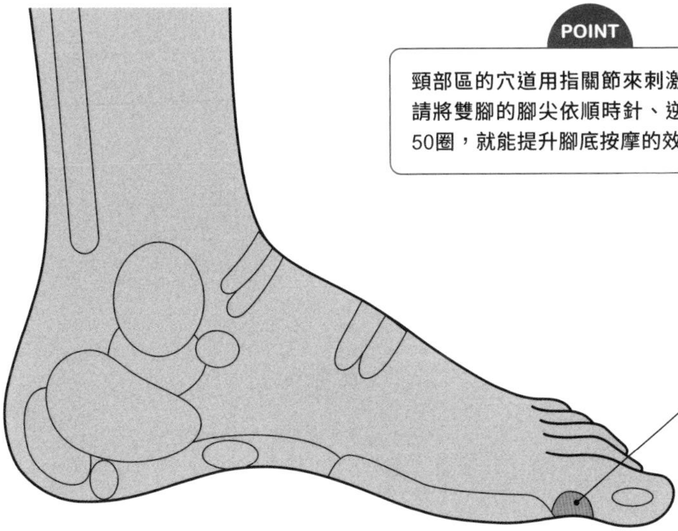

POINT

頸部區的穴道用指關節來刺激。睡覺前請將雙腳的腳尖依順時針、逆時針各轉50圈，就能提升腳底按摩的效果。

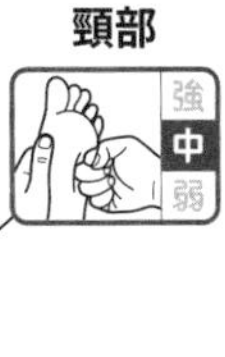
頸部
強
中
弱

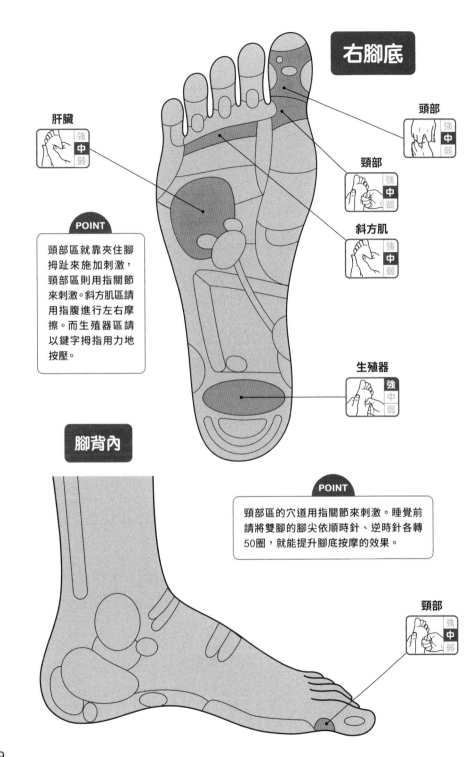

常見的不適 07

預防癡呆、失智症

透過輕柔地撫過腳底、腳背、小腿肚來預防癡呆

能對大腦產生作用的穴道，位於腎上腺和腎臟。一處不漏地撫過腳底、腳背、小腿肚也能為大腦帶來刺激。如果很介意自己常忘東忘西，就不能忽視這些地方的刺激喔。

基準的時間

10分

左腳底

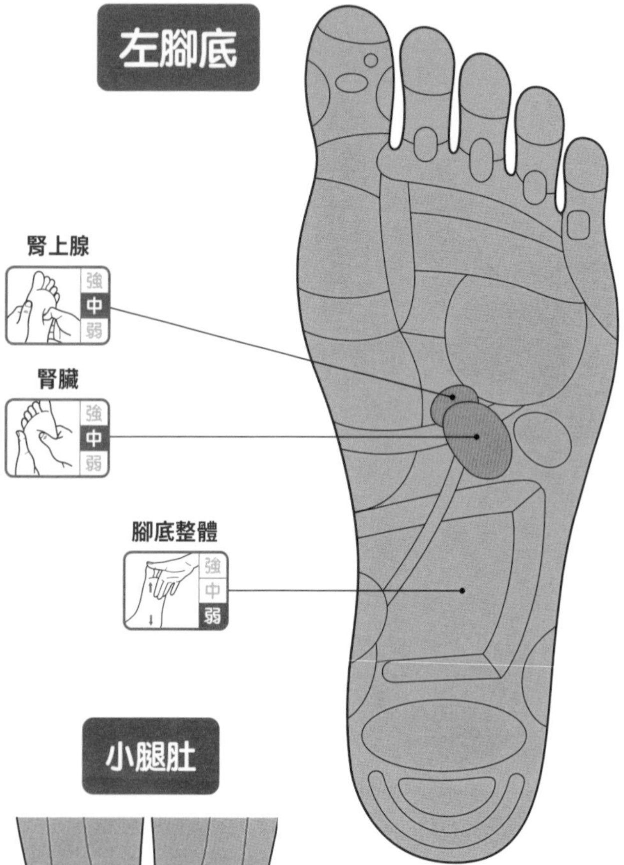

小腿肚

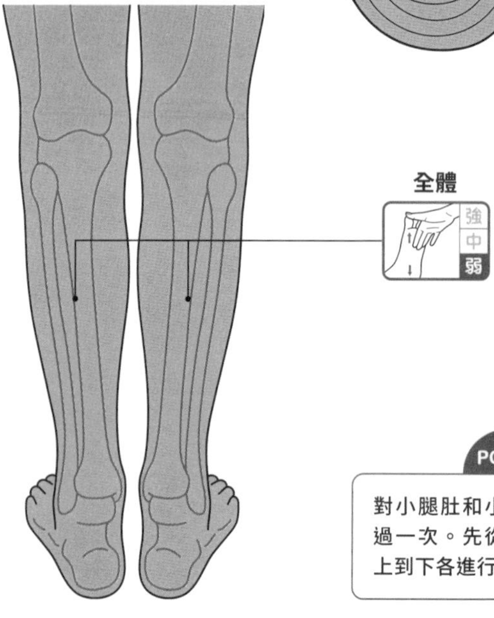

POINT

對小腿肚和小腿都全部按摩過一次。先從下到上、再從上到下各進行10次吧。

右腳底

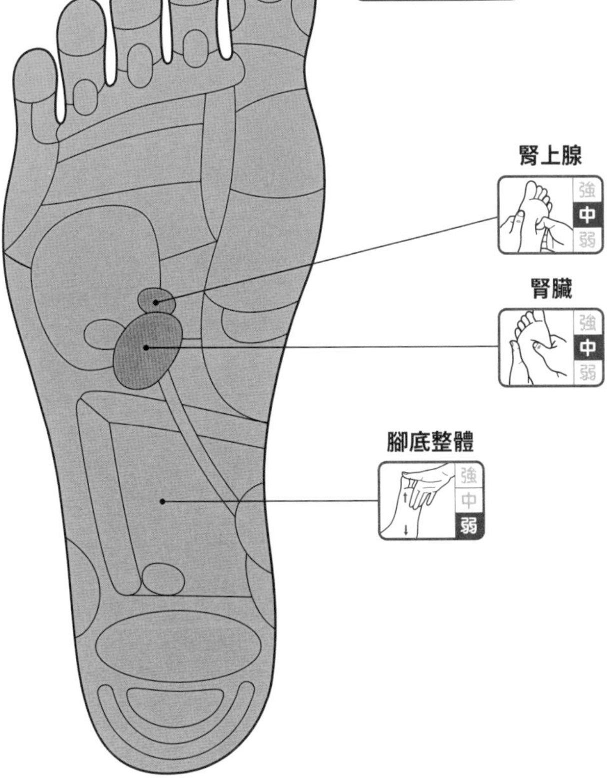
腎上腺
強
中
弱
腎臟
強
中
弱
腳底整體
強
中
弱

POINT

用鍵字拇指或指腹以普通力道按壓腎上腺和腎臟區。接著用手的食指、中指以及無名指的指尖，從腳底的腳跟朝著腳趾撫過去。

腳背整體

POINT

用手的食指、中指、無名指的指尖，從腳背最高的地方朝著腳趾，用像是在搔癢的感覺撫過去。

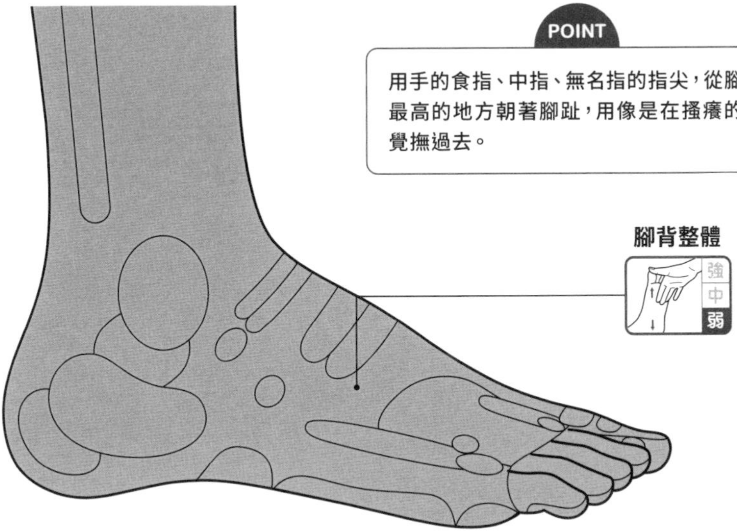
腳背整體
強
中
弱

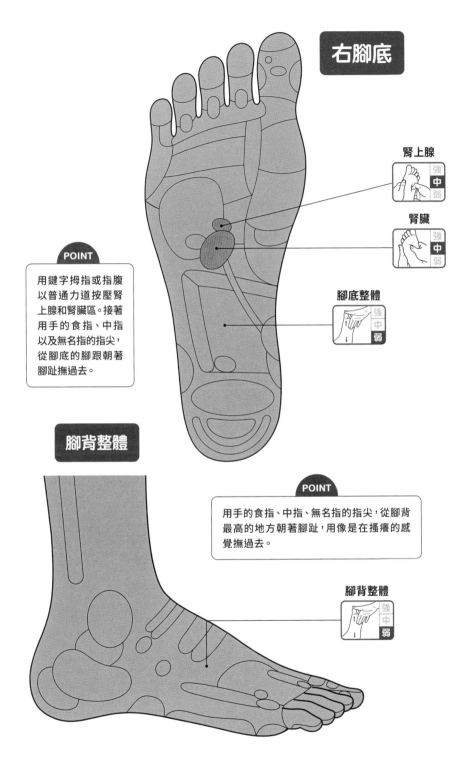

常見的不適 08

皮膚粗糙

刺激促進荷爾蒙分泌的穴道，恢復年輕美肌

刺激穴道以調整荷爾蒙的平衡，讓自己找回肌膚的美麗與彈性。就寢前擦上一些基礎保養品之後，再進行按壓穴道和小腿肚按摩會更有效。

基準的時間

10分

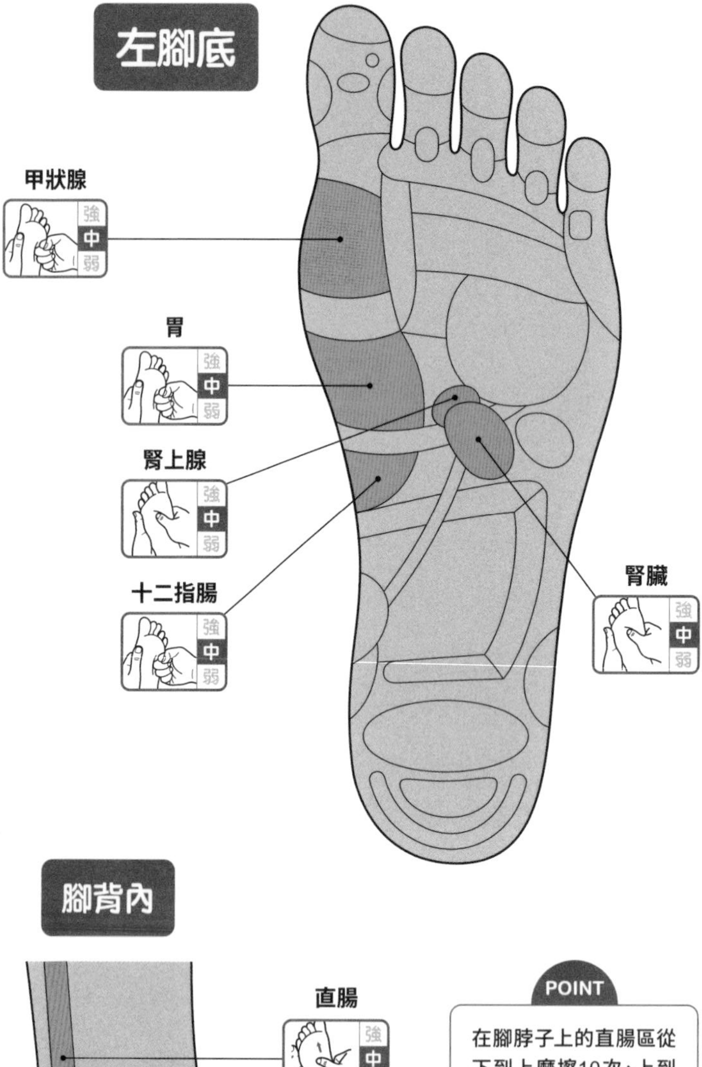

左腳底
甲狀腺
強
中
弱
胃
強
中
弱
腎上腺
強
中
弱
十二指腸
強
中
弱
腎臟
強
中
弱

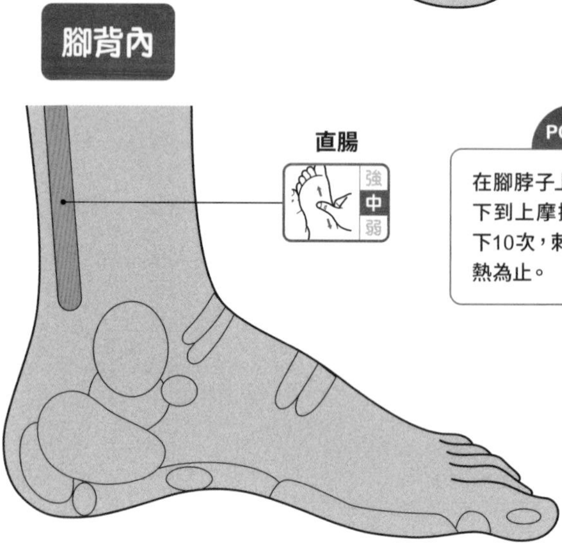

腳背內
直腸
強
中
弱

POINT

在腳脖子上的直腸區從下到上摩擦10次、上到下10次，刺激到變得溫熱為止。

右腳底

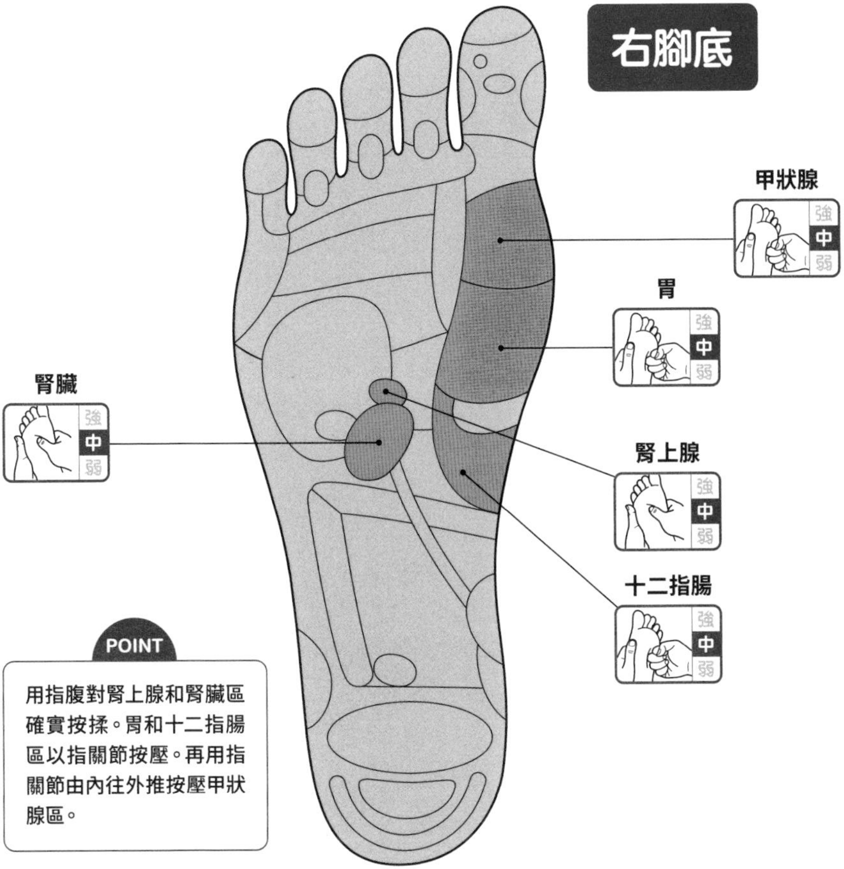
甲狀腺
強
中
弱
胃
強
中
弱
腎臟
強
中
弱
腎上腺
強
中
弱
十二指腸
強
中
弱

POINT

用指腹對腎上腺和腎臟區確實按揉。胃和十二指腸區以指關節按壓。再用指關節由內往外推按壓甲狀腺區。

小腿肚

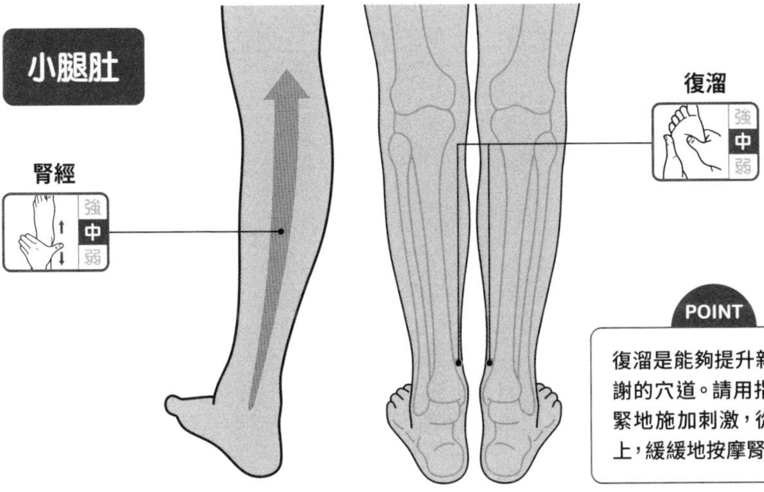
腎經
強
中
弱
復溜
強
中
弱

POINT

復溜是能夠提升新陳代謝的穴道。請用指腹緊緊地施加刺激，從下到上，緩緩地按摩腎經。

常見的不適 09

皺紋和鬆弛

活動臉部肌肉，同時刺激穴道和小腿肚

在積極活動臉部肌肉的同時，也刺激能讓臉部血液循環活絡的穴道，並按摩小腿肚。同時用做鬼臉等方式來活動臉部肌肉會讓效果提升。

基準的時間 **10分**

左腳底

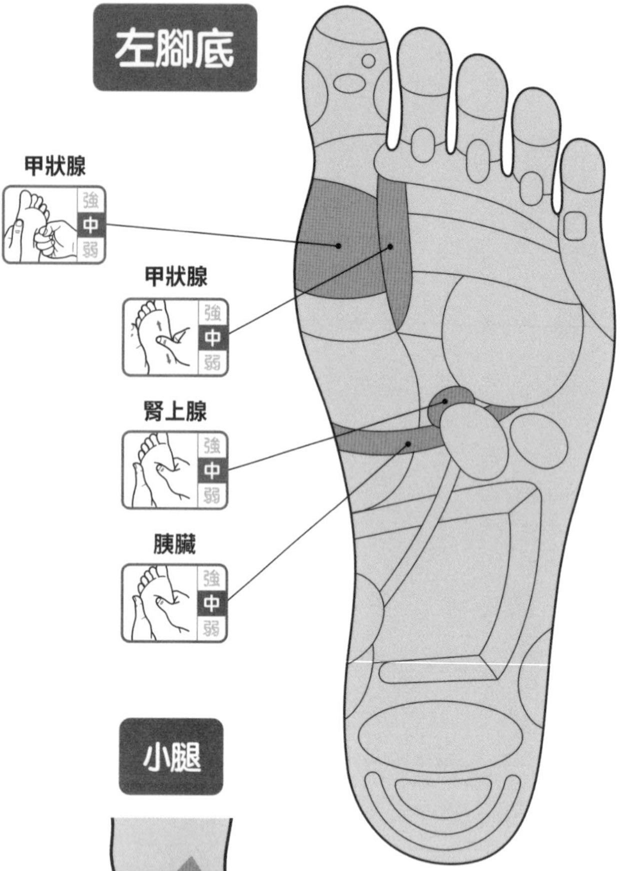

甲狀腺
強
中
弱
甲狀腺
強
中
弱
腎上腺
強
中
弱
胰臟
強
中
弱

小腿

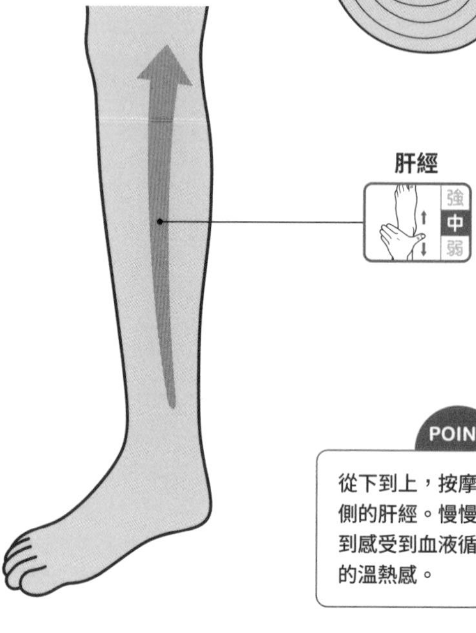

肝經
強
中
弱

POINT

從下到上，按摩小腿前方內側的肝經。慢慢地摩擦，直到感受到血液循環狀況變好的溫熱感。

1 刺激穴道的方法與技術

2 對常見的身體不適有效的穴道

3 對上半身的不適有效的穴道

4 對下半身的不適有效的穴道

5 對心臟與內臟的不適有效的穴道

6 對增齡造成的不適有效的穴道

右腳底

肝臟

腎上腺

甲狀腺

甲狀腺

胰臟

強 中 弱

腳背外

甲狀腺

強 中 弱

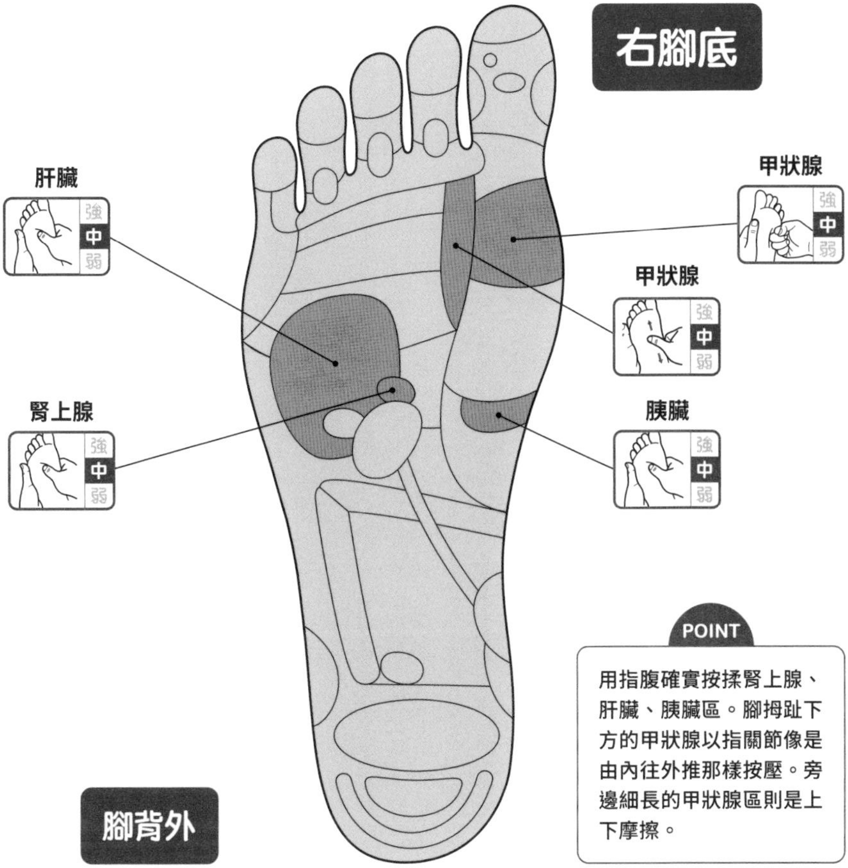

POINT

用指腹確實按揉腎上腺、肝臟、胰臟區。腳拇趾下方的甲狀腺以指關節像是由內往外推那樣按壓。旁邊細長的甲狀腺區則是上下摩擦。

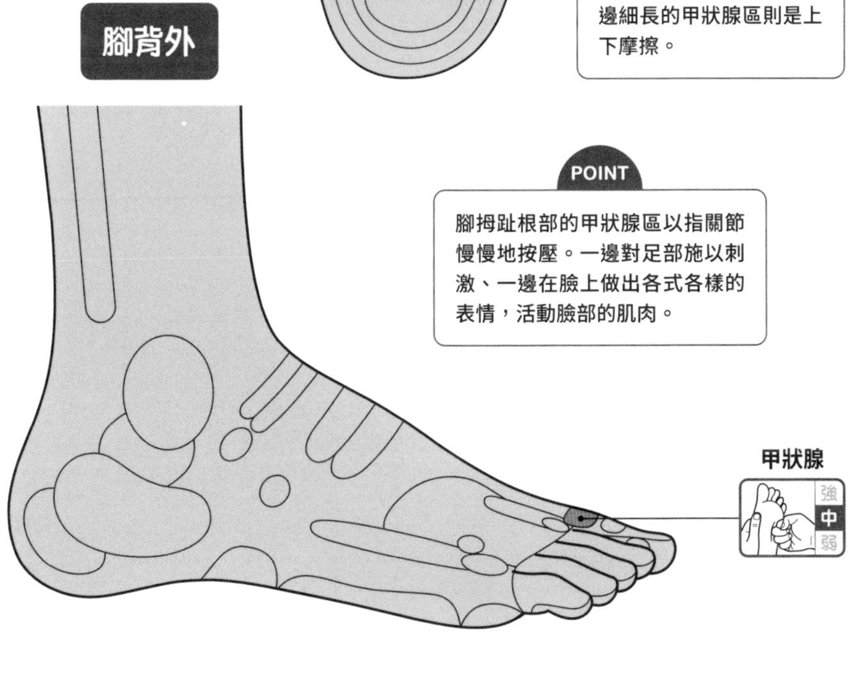

POINT

腳拇趾根部的甲狀腺區以指關節慢慢地按壓。一邊對足部施以刺激、一邊在臉上做出各式各樣的表情，活動臉部的肌肉。

宿醉

刺激肝臟區來預防，刺激胃和腎臟區來消解

喝酒前可刺激肝臟區的穴道來預防宿醉。如果已經宿醉了的話，就刺激腎臟和胃區的穴道，可以促進代謝有毒性的乙醛。

基準的時間
10分

左腳底

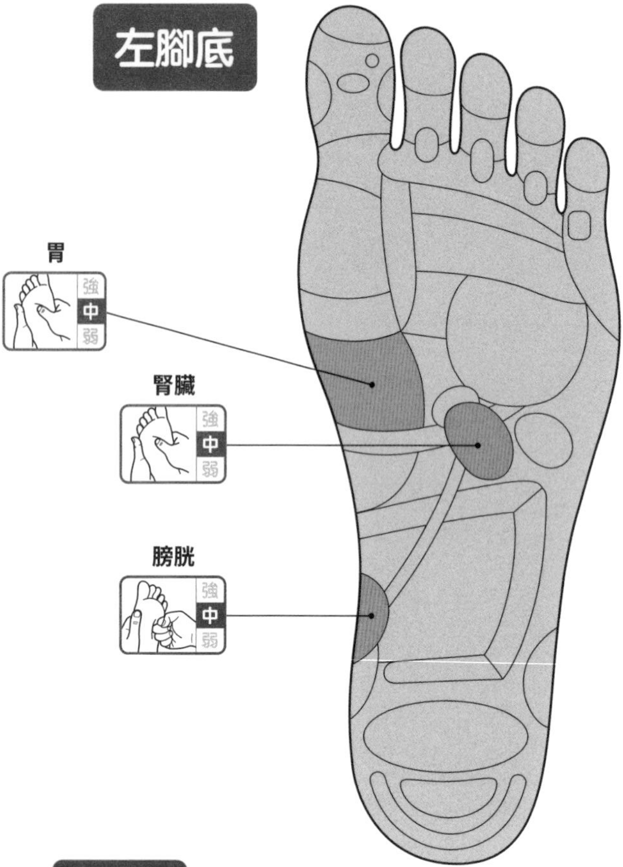

腳背內

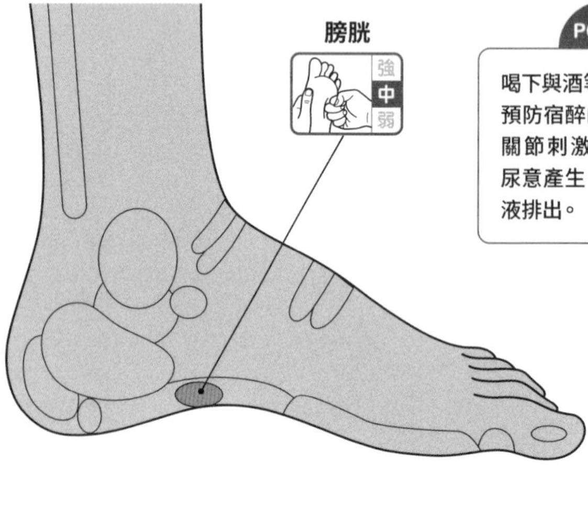

POINT

喝下與酒等量的水也是預防宿醉的對策。用指關節刺激膀胱區促使尿意產生，讓酒精隨尿液排出。

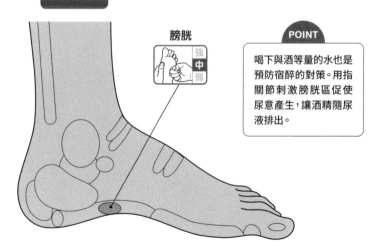

右腳底

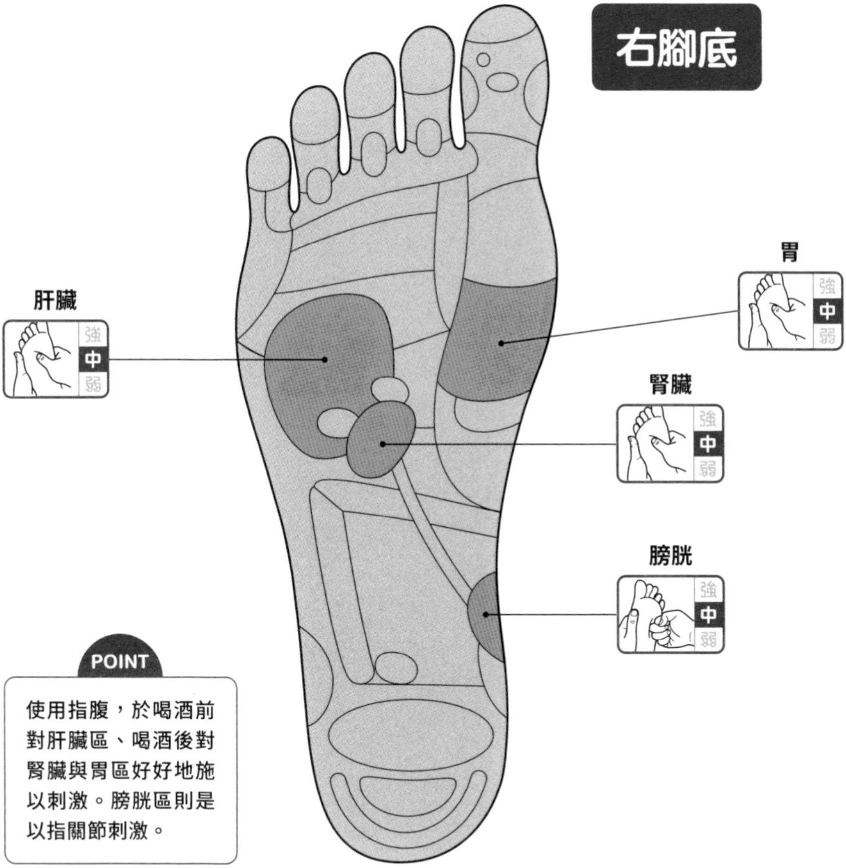
肝臟
強
中
弱
胃
強
中
弱
腎臟
強
中
弱
膀胱
強
中
弱

POINT

使用指腹，於喝酒前對肝臟區、喝酒後對腎臟與胃區好好地施以刺激。膀胱區則是以指關節刺激。

小腿

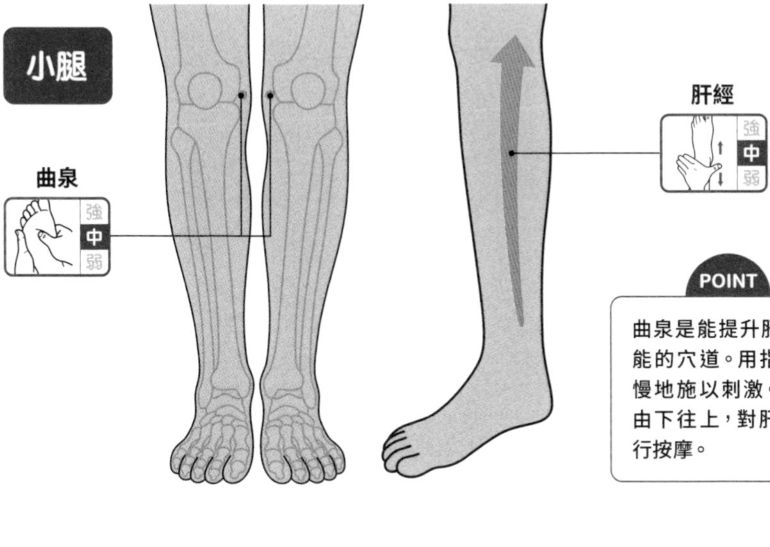
曲泉
強
中
弱
肝經
強
中
弱

POINT

曲泉是能提升肝臟機能的穴道。用指腹慢慢地施以刺激。接著由下往上，對肝經進行按摩。

精神疲勞

如果精神疲憊的話就按壓穴道來恢復活力

刺激足部穴道，可以舒緩內心的疲憊感。能發揮效用的腦下垂體相關穴道，是頭部區的重點所在。同時刺激小腿肚的話就能提升效果。

基準的時間

10分

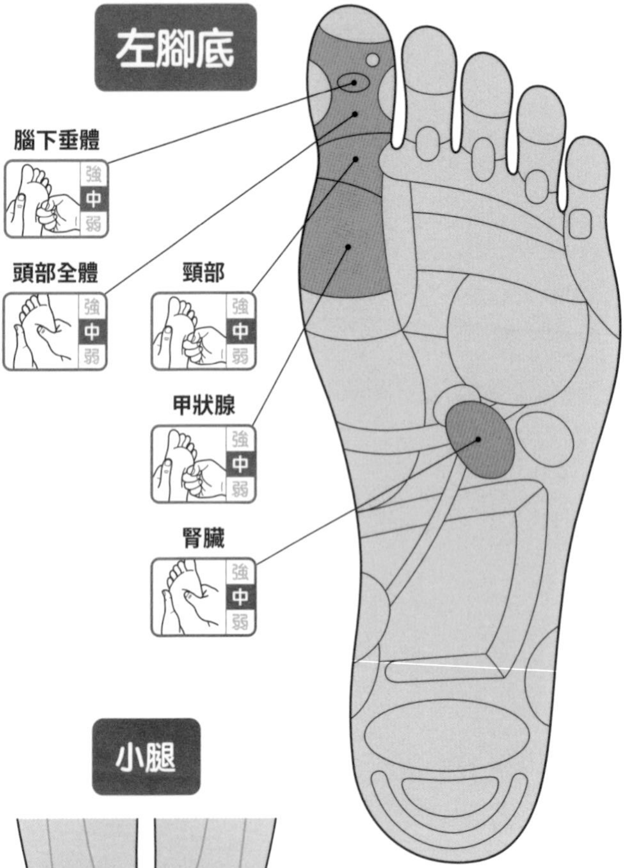

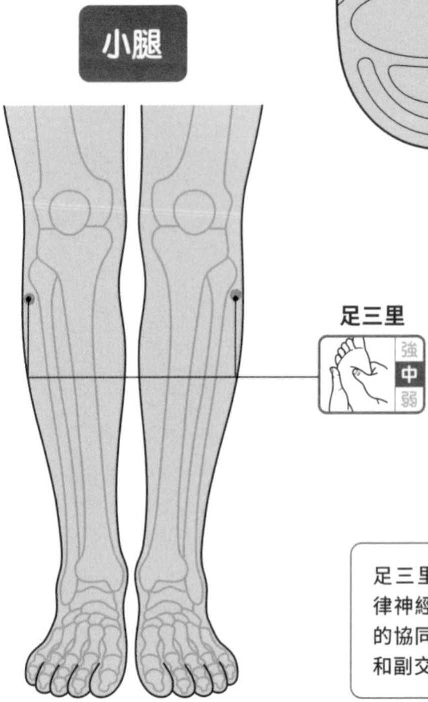

POINT

足三里這個穴道擁有調節自律神經的效用。藉由它和腳底的協同效應，能調整交感神經和副交感神經的平衡。

1
刺激穴道的
方法與技術

2
對常見的身體
不適有效的穴道

3
對上半身的不適
有效的穴道

4
對下半身的不適
有效的穴道

5
對心臟與內臟的
不適有效的穴道

6
對增齡造成的
不適有效的穴道

右腳底

腦下垂體

頭部全體

頸部

甲狀腺

腎臟

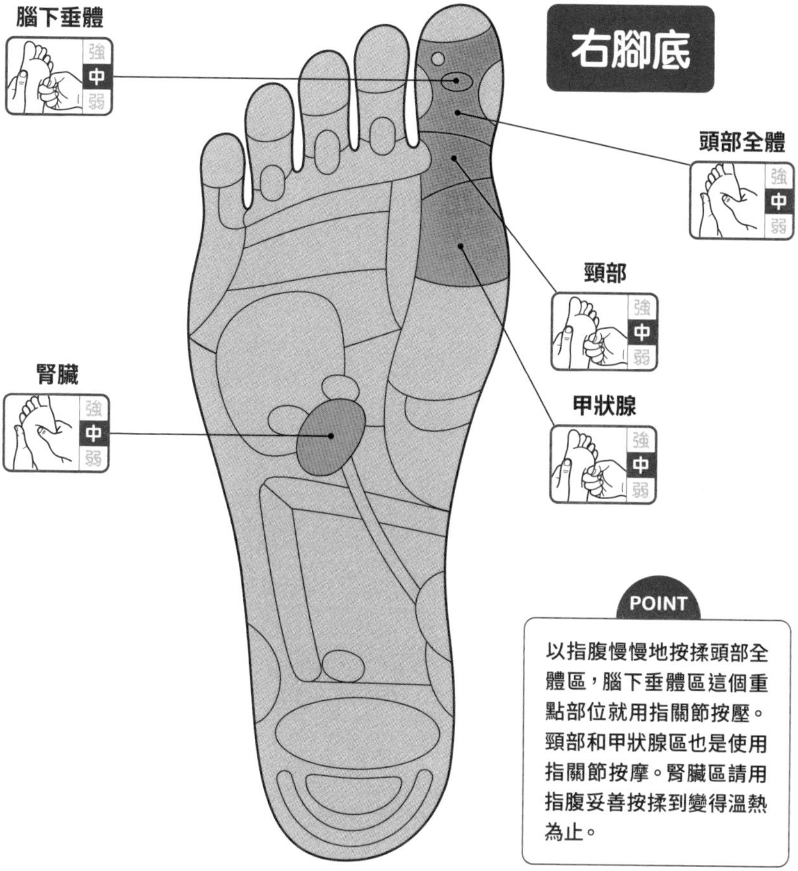

POINT

以指腹慢慢地按揉頭部全體區，腦下垂體區這個重點部位就用指關節按壓。頸部和甲狀腺區也是使用指關節按摩。腎臟區請用指腹妥善按揉到變得溫熱為止。

扁桃腺
（甲狀腺）

腳背外

脊椎

腳背內

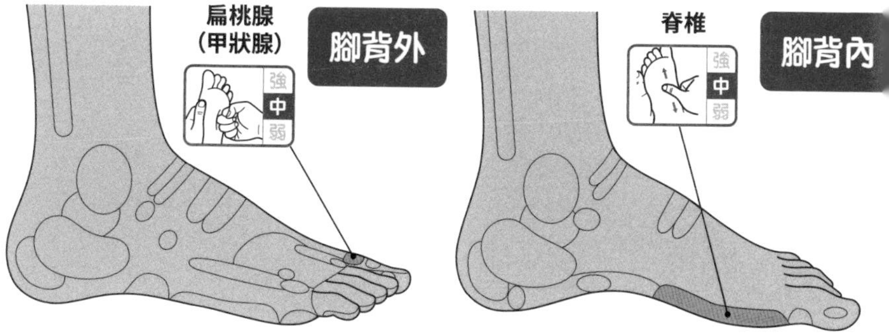

POINT

意志消沉時，人的身體會往前屈，所以用摩擦去刺激脊椎相關的穴道就能整頓姿勢。扁桃腺相關的穴道對甲狀腺也是有效果的，請以指關節去施加刺激。

常見的不適 12

肥胖

養成每天的習慣，打造不容易發胖的體質

請每天刺激穴道來促進代謝，養成能抑制食慾的體質。刺激足部穴道無法達成速效的瘦身。請維持恆心毅力，讓體重逐漸降下去吧。

基準的時間 **10分**

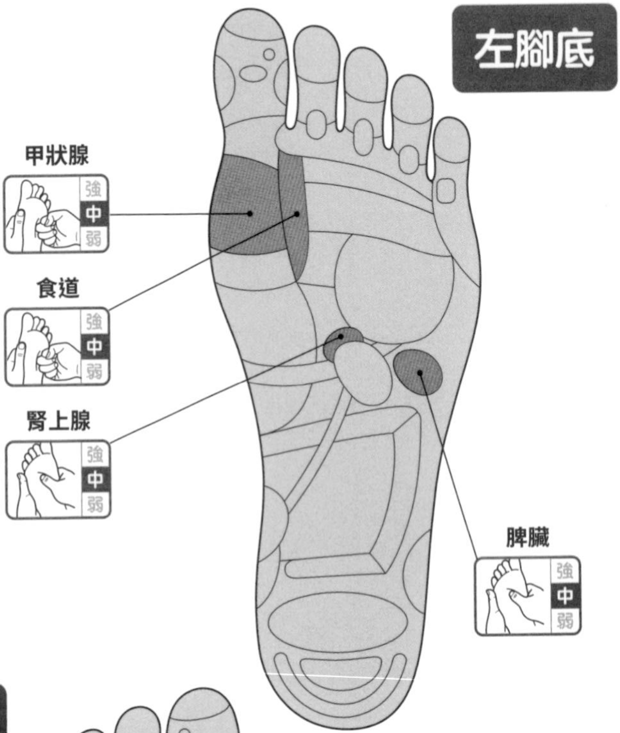

左腳底
甲狀腺
強
中
弱
食道
強
中
弱
腎上腺
強
中
弱
脾臟
強
中
弱

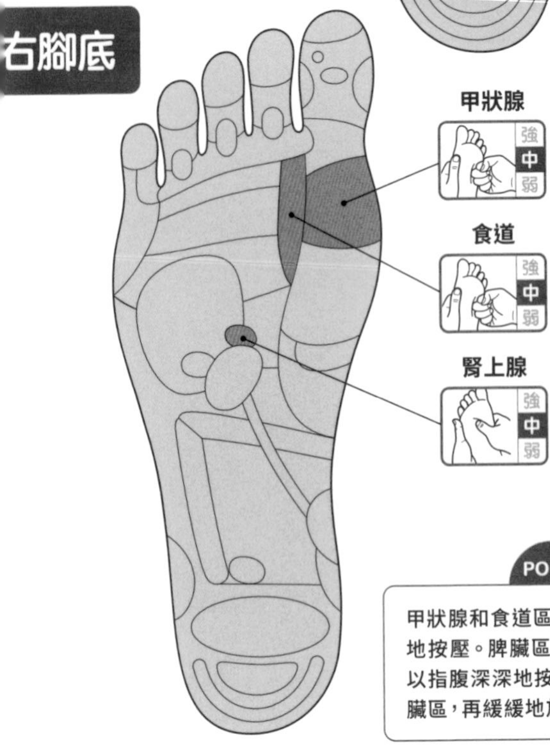

右腳底
甲狀腺
強
中
弱
食道
強
中
弱
腎上腺
強
中
弱

POINT

甲狀腺和食道區使用指關節確實地按壓。脾臟區只存在於左腳。以指腹深深地按壓腎上腺區和脾臟區，再緩緩地放鬆施以刺激。

1 刺激穴道的方法與技術

2 對常見的身體不適有效的穴道

3 對上半身的不適有效的穴道

4 對下半身的不適有效的穴道

5 對心臟與內臟的不適有效的穴道

6 對增齡造成的不適有效的穴道

腳背外

腹部

腳背內

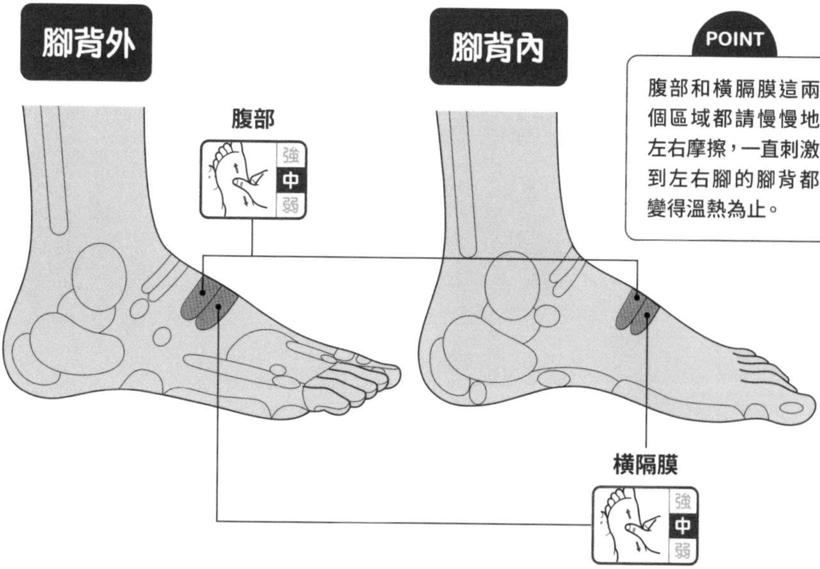

POINT

腹部和橫膈膜這兩個區域都請慢慢地左右摩擦，一直刺激到左右腳的腳背都變得溫熱為止。

橫隔膜

小腿肚

陰谷

小腿

胃經

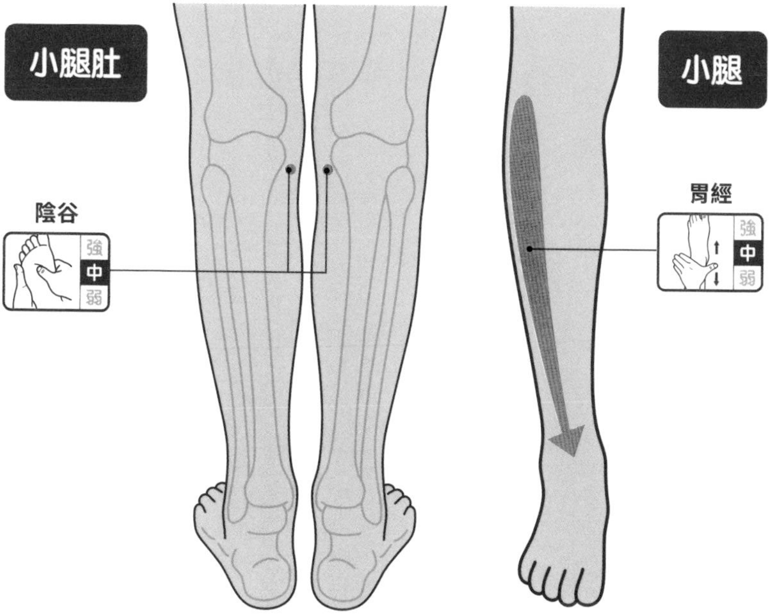

POINT

陰谷是擁有抑制食慾效用的穴道。可以一想到就施以刺激。至於胃經則是能期待它整頓消化器官機能的效果。

常見的不適 13

眼睛疲勞

讓眼睛充分休息後，再刺激足部穴道

覺得眼睛疲勞時，最重要的就是先閉上眼睛，然後按摩太陽穴等處後再好好休息。接下來可刺激足部的穴道並按摩小腿肚來進一步改善。

基準的時間

10分

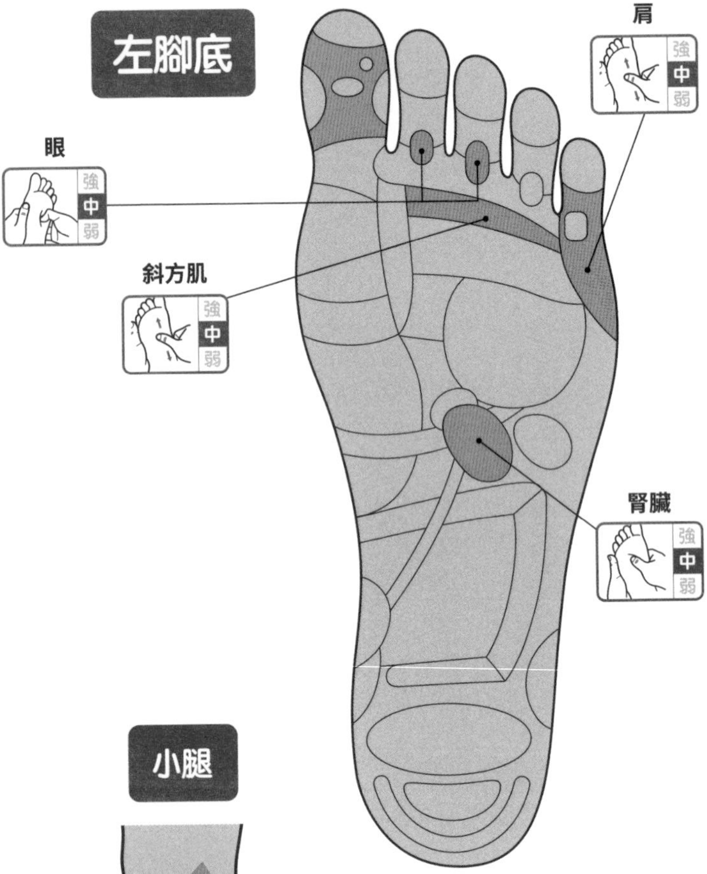

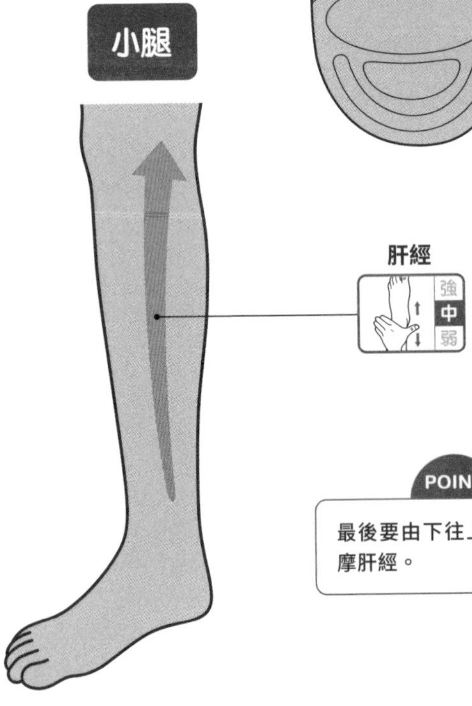

POINT

最後要由下往上慢慢地按摩肝經。

1 刺激穴道的方法與技術

2 對常見的身體不適有效的穴道

3 對上半身的不適有效的穴道

4 對下半身的不適有效的穴道

5 對心臟與內臟的不適有效的穴道

6 對增齡造成的不適有效的穴道

右腳底

眼

肩

斜方肌

肝臟

腎臟

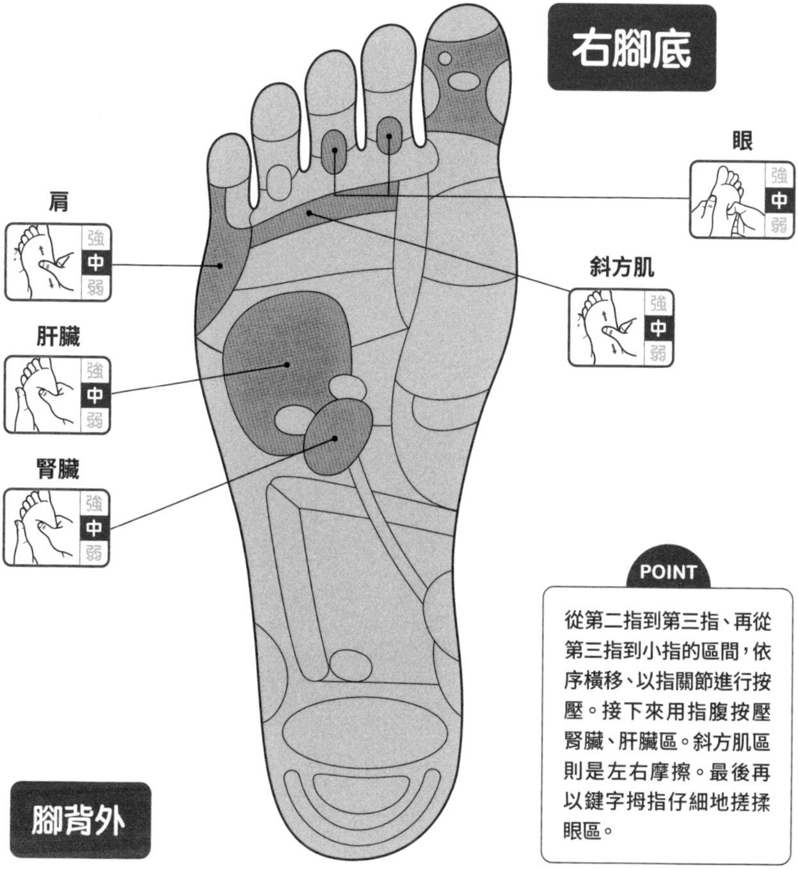

POINT

從第二指到第三指、再從第三指到小指的區間，依序橫移、以指關節進行按壓。接下來用指腹按壓腎臟、肝臟區。斜方肌區則是左右摩擦。最後再以鍵字拇指仔細地搓揉眼區。

腳背外

POINT

將肩區的部分仔細地摩擦到變得溫熱為止。

肩

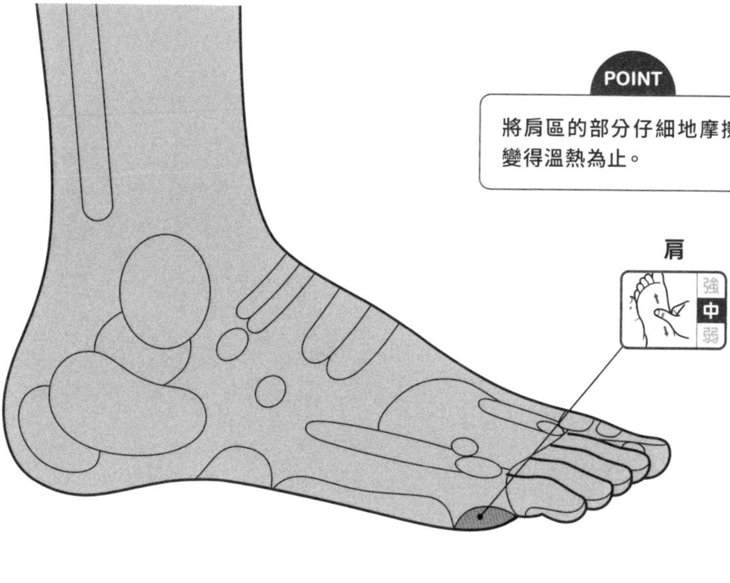

常見的不適
14

肩頸僵硬

和全身運動相同效果的消解血液循環不良

針對腳和小腿肚的雙重刺激會讓全身的血液循環變好，所以和全身運動擁有相同效果。第一步先旋轉腳脖子，會讓後續施術的效果變高。

基準的時間
10分

左腳底

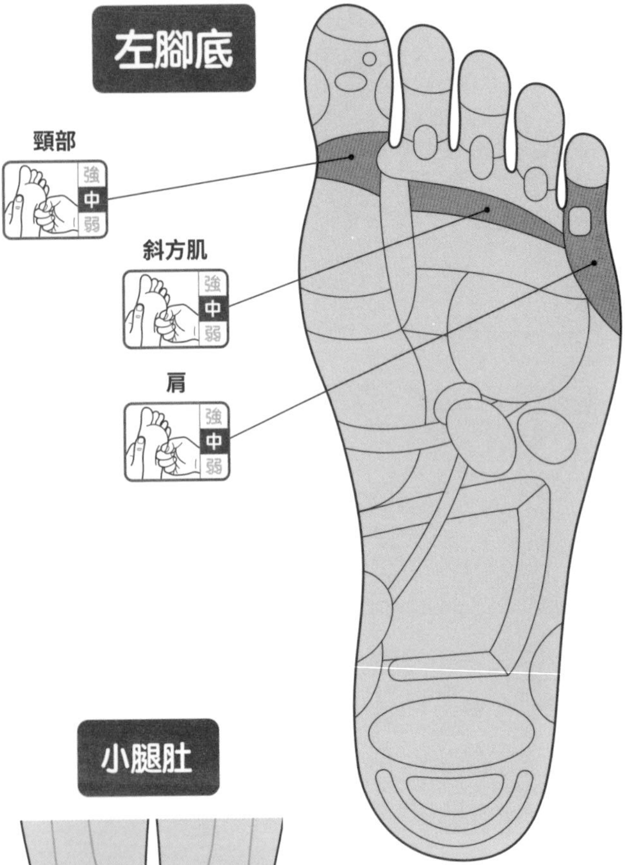

小腿肚

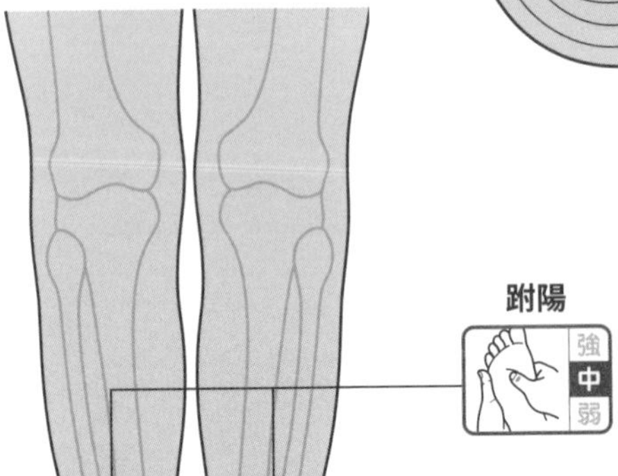

POINT

收尾階段請緩緩地刺激跗陽這個穴道。

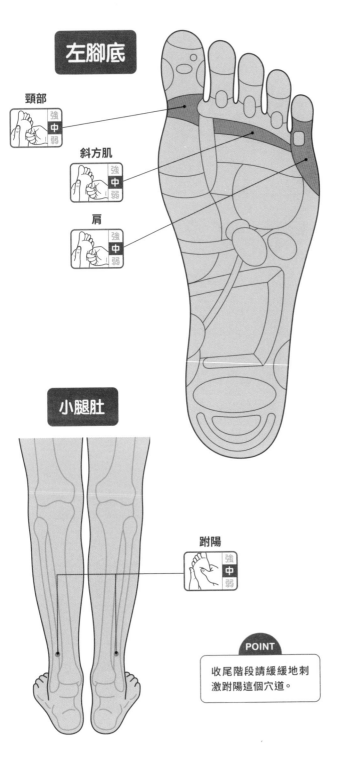

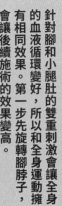

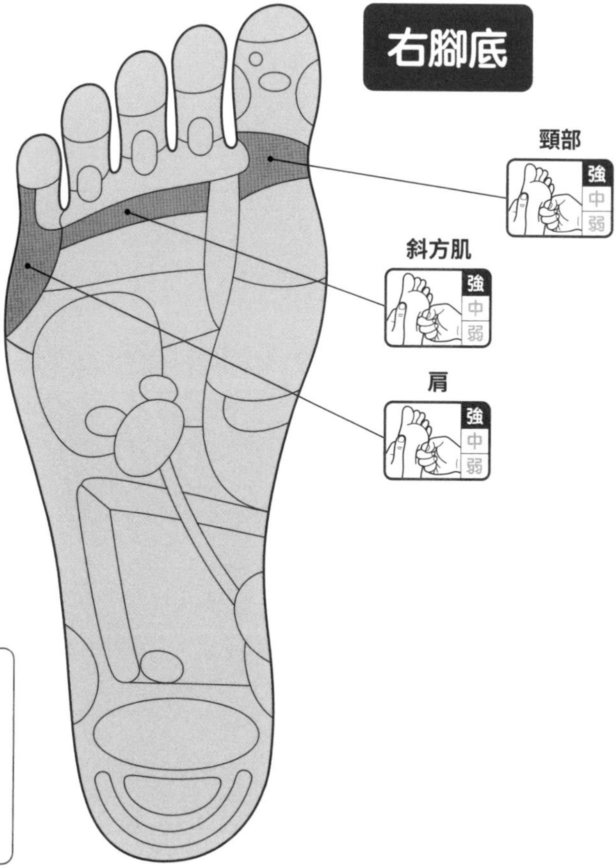
右腳底
頸部
強
中
弱
斜方肌
強
中
弱
肩
強
中
弱

POINT

全部都用指關節進行較強的刺激。肩區的穴道要用像揉的方式按壓。頸部和斜方肌區請用另一隻手扶住腳跟再進行按壓。

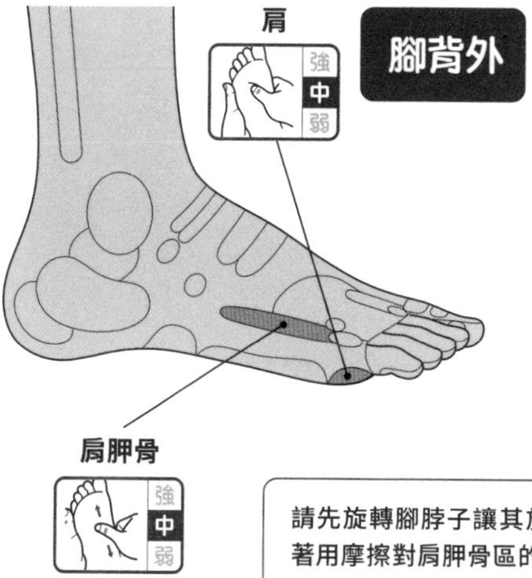
肩
強
中
弱
腳背外
肩胛骨
強
中
弱

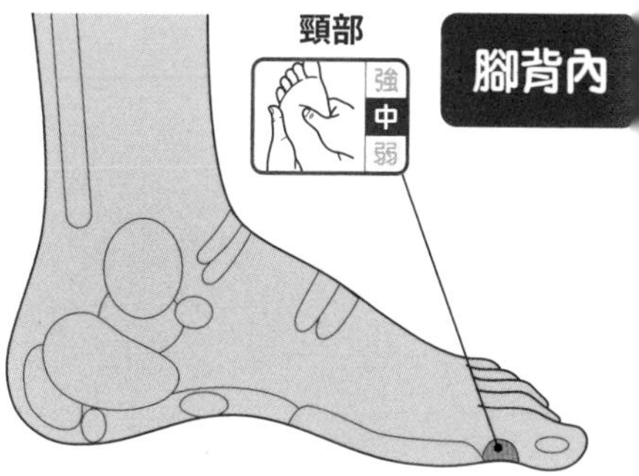
頸部
強
中
弱
腳背內

POINT

請先旋轉腳脖子讓其放鬆，再用指腹以普通的力道施以刺激。接著用摩擦對肩胛骨區的穴道進行重點刺激。

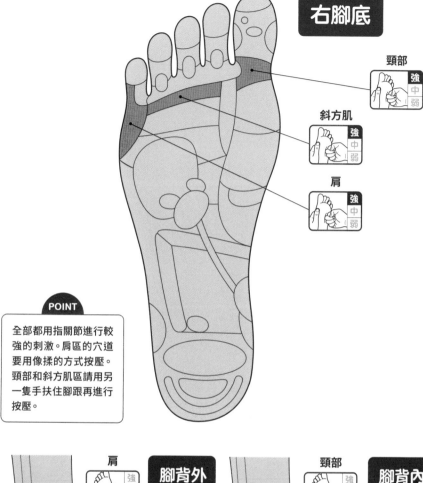

全身疲勞

確實刺激肝臟與腎臟區的穴道來恢復疲勞

據說肝臟和腎臟是讓身體恢復的力量泉源。接著要按壓的是甲狀腺和頸部區。甲狀腺會分泌能促進新陳代謝的荷爾蒙，至於能讓甲狀腺更加活躍的就是頸部區。

基準的時間

10分

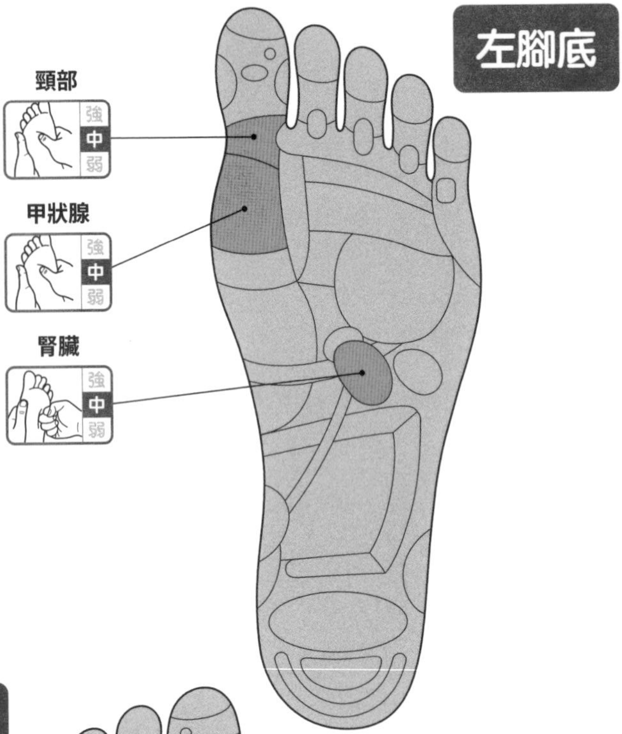

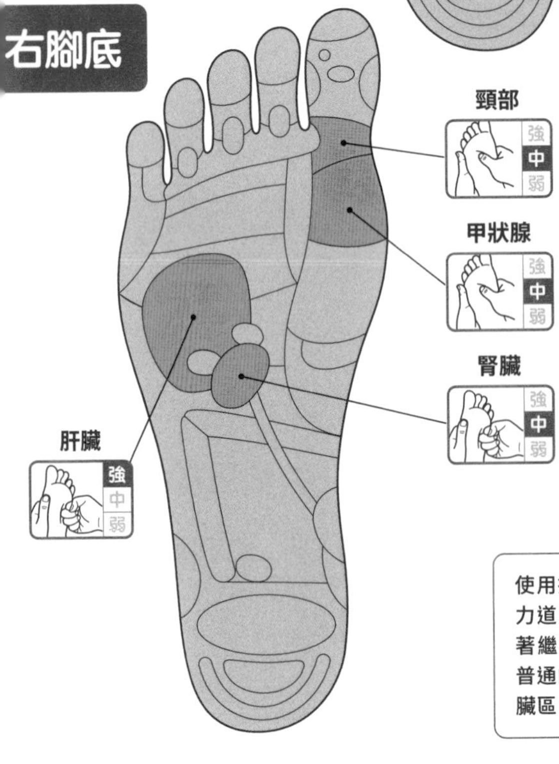

POINT

使用指關節用略強的力道刺激肝臟區。接著繼續以指關節，用普通的力道來刺激腎臟區。

腳背外

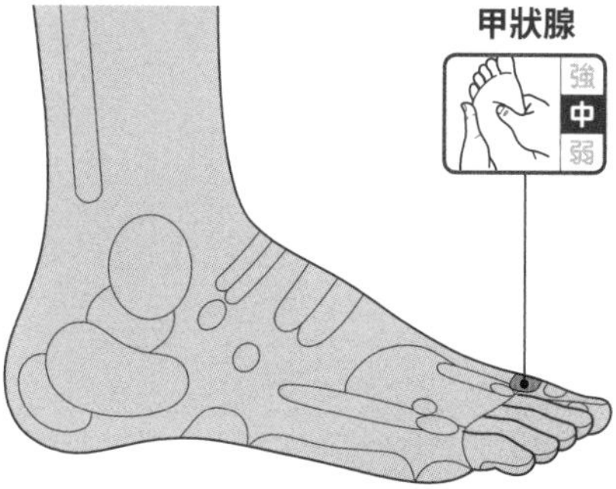

腳背內

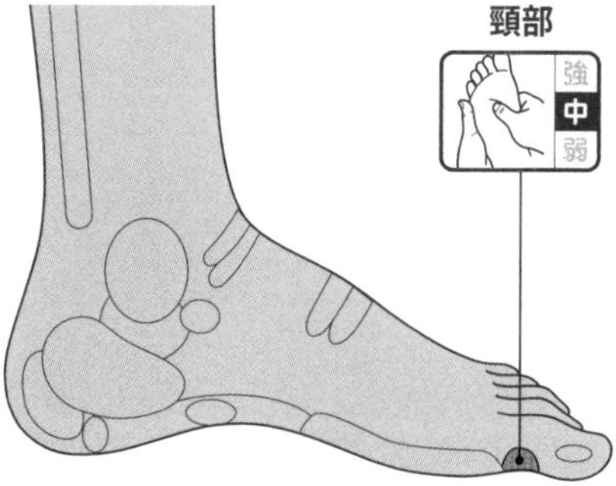

POINT

用指腹刺激頸部和甲狀腺區。針對頸部區時是漸漸加大力道的感覺，甲狀腺區則是用普通的力道按壓。

小腿肚

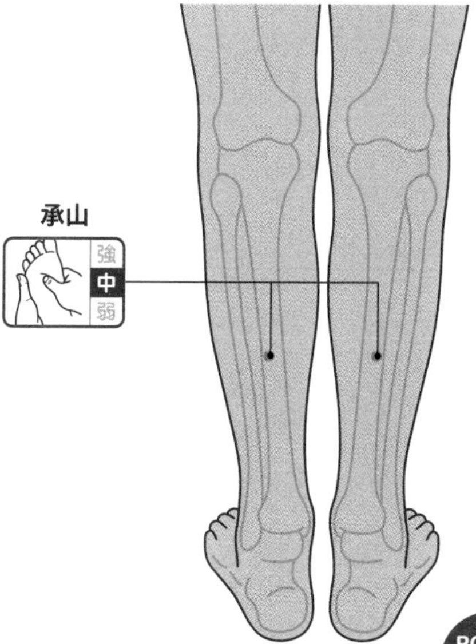

小腿

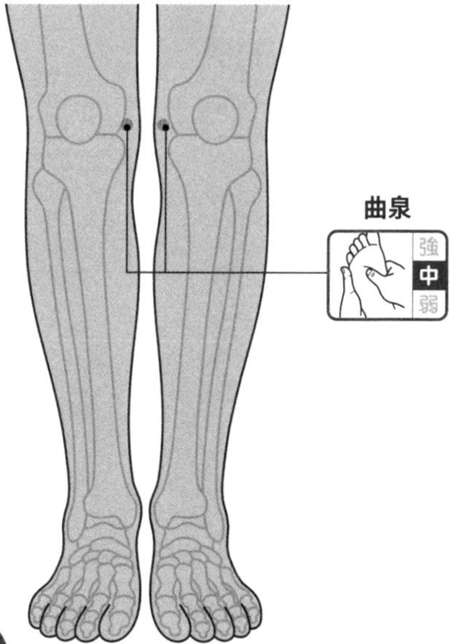

POINT

如果承山緊繃時就是疲勞的證明。請緩緩地、仔細地刺激承山和曲泉，直到它們變柔軟。

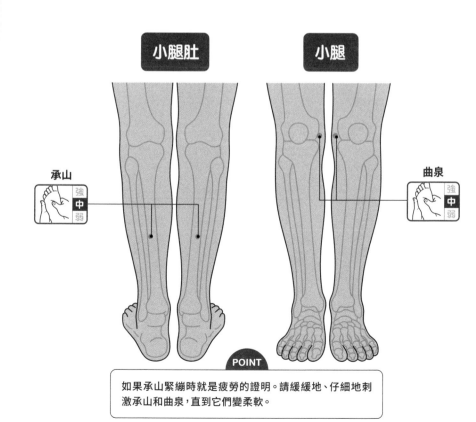

常見的不適

16

暈眩

刺激內耳區的穴道以預防並消解暈眩

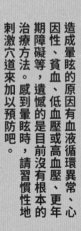

造成暈眩的原因有血液循環異常、心因性、貧血、低血壓或高血壓、更年期障礙等，遺憾的是目前沒有根本的治療方法。感到暈眩時，請習慣性地刺激穴道來加以預防吧。

基準的時間

10分

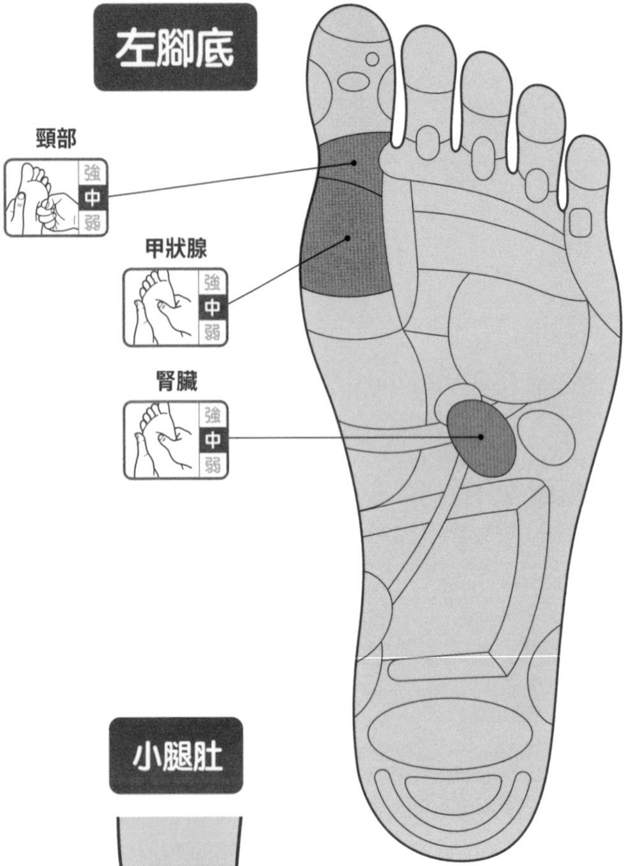

左腳底
頸部
強
中
弱
甲狀腺
強
中
弱
腎臟
強
中
弱

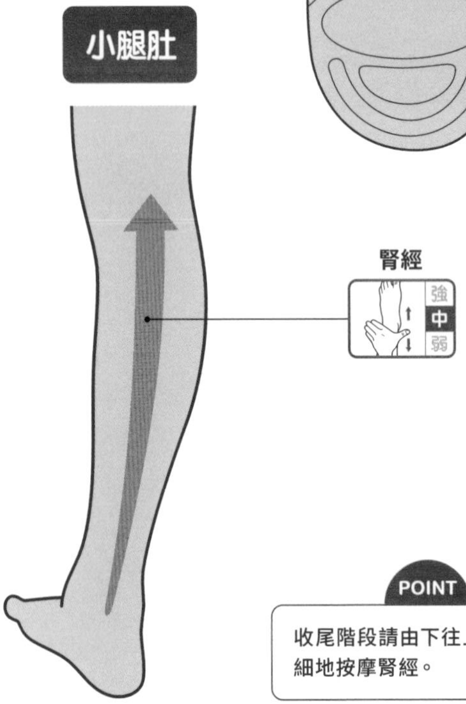

小腿肚
腎經
強
中
弱

POINT

收尾階段請由下往上緩緩、仔細地按摩腎經。

1 刺激穴道的方法與技術

2 對常見的身體不適有效的穴道

3 對上半身的不適有效的穴道

4 對下半身的不適有效的穴道

5 對心臟與內臟的不適有效的穴道

6 對增齡造成的不適有效的穴道

右腳底

頸部

甲狀腺

腎臟

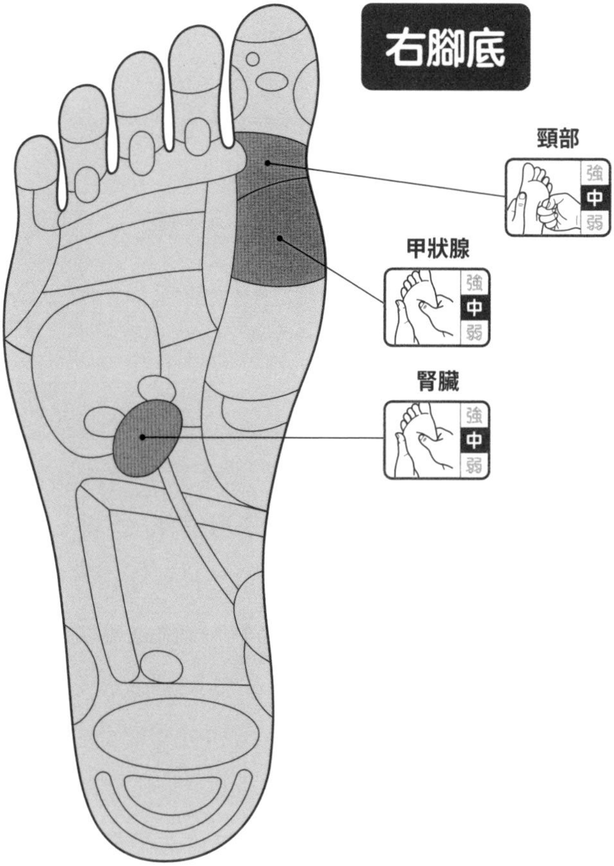

POINT

用指關節緩緩且仔細地按壓頸部區的穴道。接著用指腹依序按揉腎臟、甲狀腺區的穴道。

內耳

腳背外

腳背內

脊椎

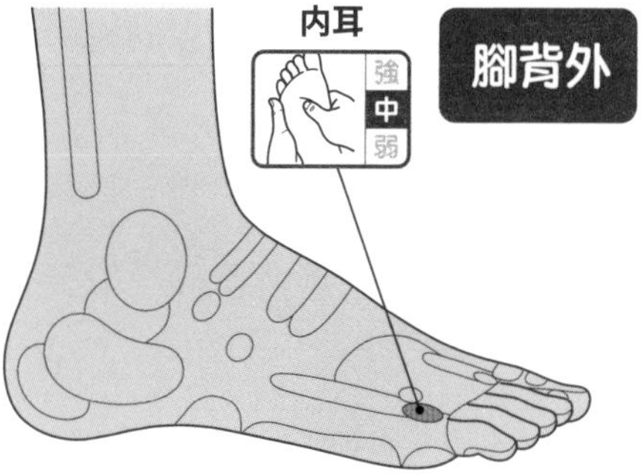

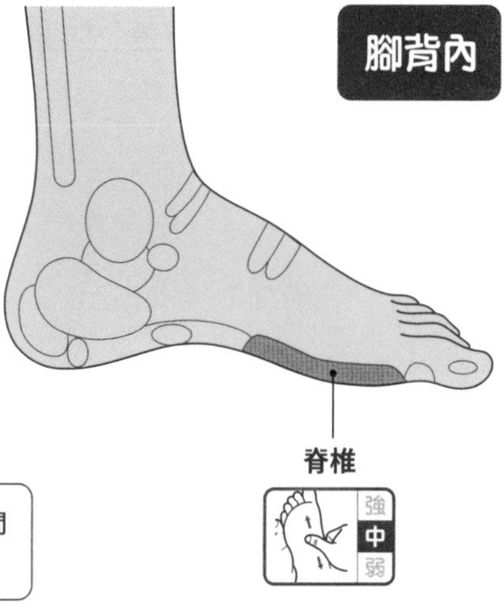

POINT

用指腹緩緩地按壓內耳區的穴道，按壓的時間稍微拉長。接著以磨擦方式按摩脊椎區穴道。

Column 1

早上和晚上是刺激穴道的黃金時間

為了讓刺激穴道的效果有所提升，時間帶也必須要慎選。從效果面來看，早上花15分鐘、傍晚後到就寢前花30分鐘左右進行的話是最理想的。即使沒辦法在一天之內做到早晚各一次，若是能做到每天晚餐後的1～2小時後，進行20分鐘左右的基準，應該就能實際感受到箇中效果。基本上只要在自己方便的時間做就可以了，但如果能養成每天在心有餘裕或放鬆的就寢時間前進行的習慣，那麼就能輕鬆無負擔地持續下去了。

相對的，其中也存在著必須迴避的時間帶。因為刺激穴道會讓血液循環＝淨化體內，所以在空氣污染較嚴重的中午12點左右就不是個恰當的時間。此外，在飯後立刻進行也會對身體帶來負擔，所以這個時間也不推薦。

其他還有極度疲憊、因為不安或憤怒讓情緒不穩定等場合，都無法獲得充分的效果，所以請大家還是避開這些情況會比較妥當。

PART 3

對上半身的不適有效的穴道

感冒

感覺快感冒時，請盡早進行穴道刺激

把握感冒初期最重要。盡早刺激腳底的穴道，能夠幫助免疫系統促進毒素的排出。除此之外也能應對鼻塞、扁桃腺、喉嚨腫痛等症狀。

基準的時間
10分

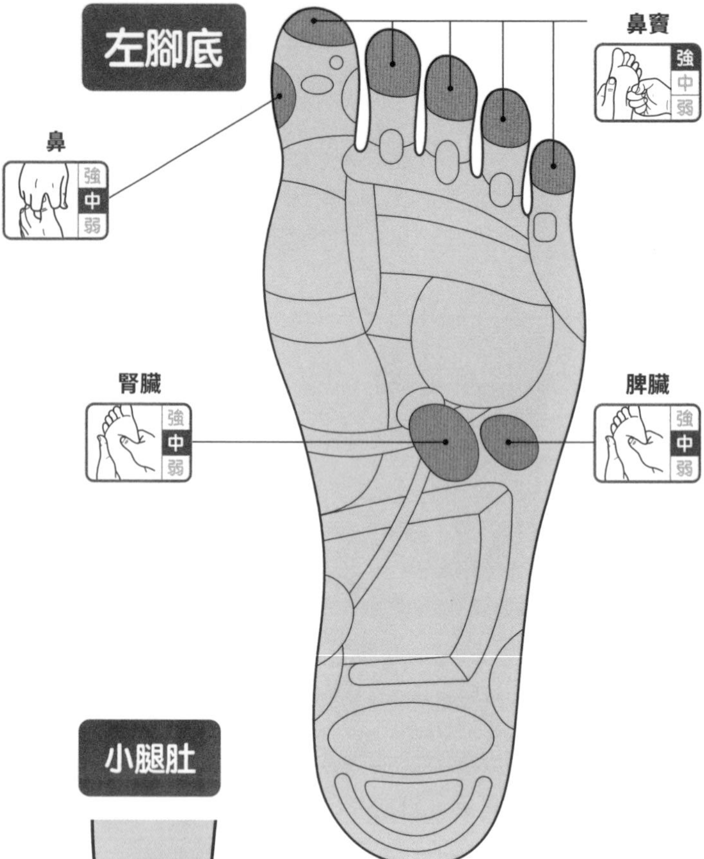

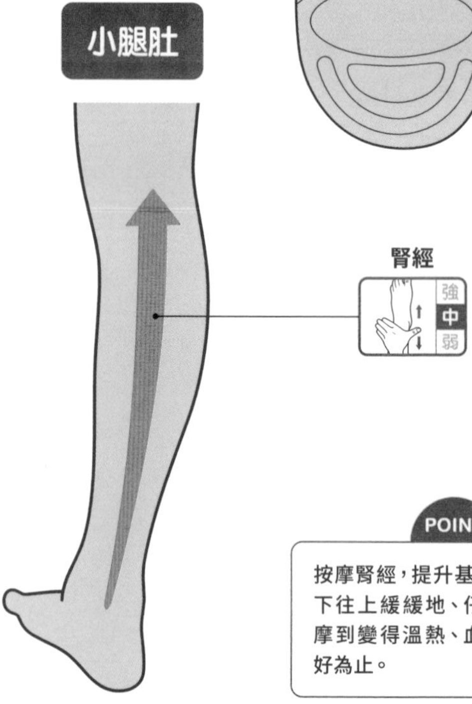

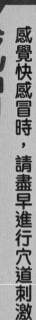

POINT

按摩腎經，提升基礎免疫力。由下往上緩緩地、仔細地持續按摩到變得溫熱、血液循環變較好為止。

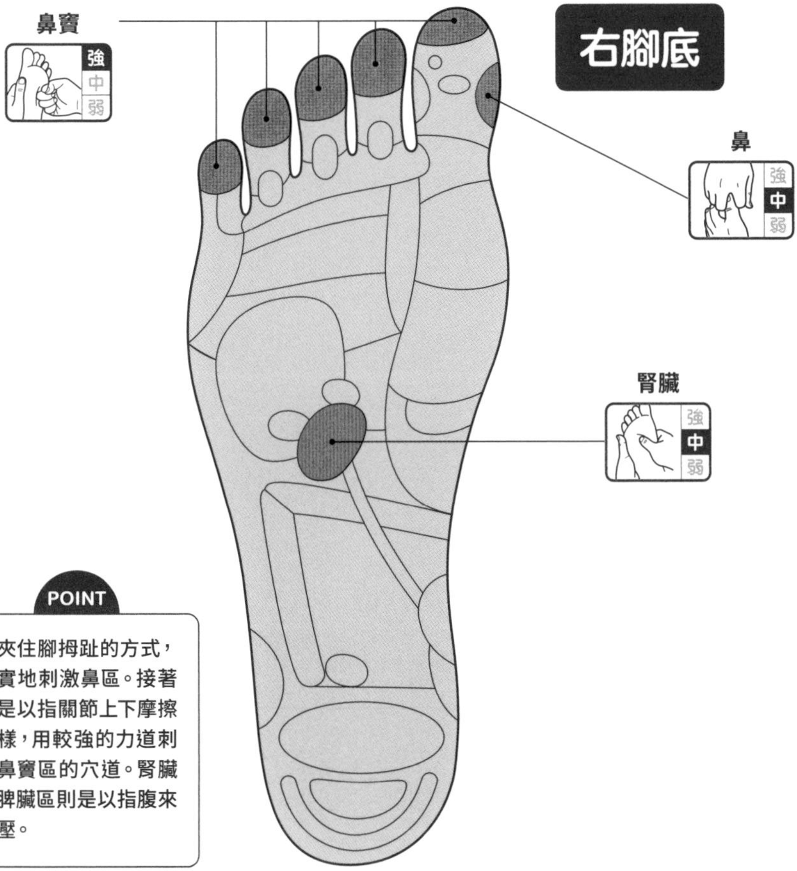
右腳底
鼻竇
強
中
弱
鼻
強
中
弱
腎臟
強
中
弱

POINT

以夾住腳拇趾的方式，確實地刺激鼻區。接著像是以指關節上下摩擦那樣，用較強的力道刺激鼻竇區的穴道。腎臟和脾臟區則是以指腹來按壓。

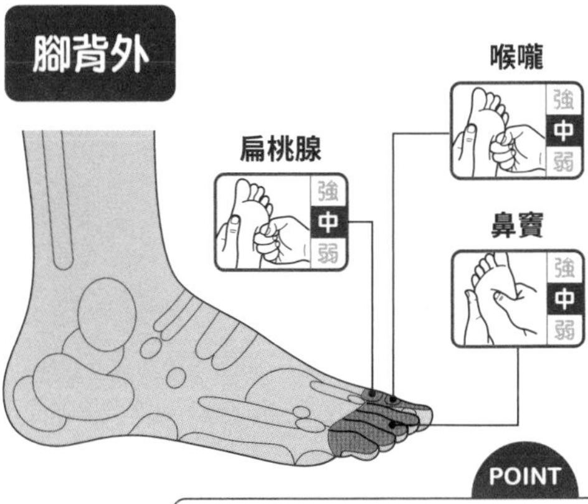
腳背外
扁桃腺
強
中
弱
喉嚨
強
中
弱
鼻竇
強
中
弱

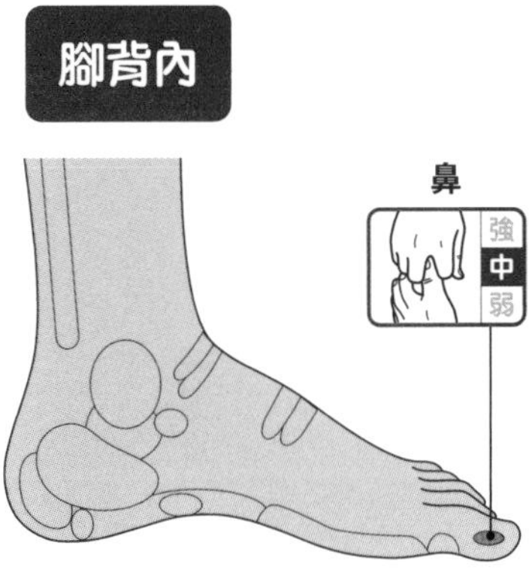
腳背內
鼻
強
中
弱

POINT

腳背的鼻竇反射區要一邊用指腹按壓、一邊前後摩擦給予刺激。扁桃腺區則是用指關節摩擦刺激。

鼻炎、鼻塞

每天刺激穴道，慢性鼻炎也能消解

鼻子和鼻竇區的穴道對於感冒引起的流鼻水和鼻塞有效，腎上腺區的穴道則是對花粉症等問題有效。養成每天和小腿肚一起按摩的習慣，慢性鼻炎也能獲得改善。

基準的時間

5分

左腳底

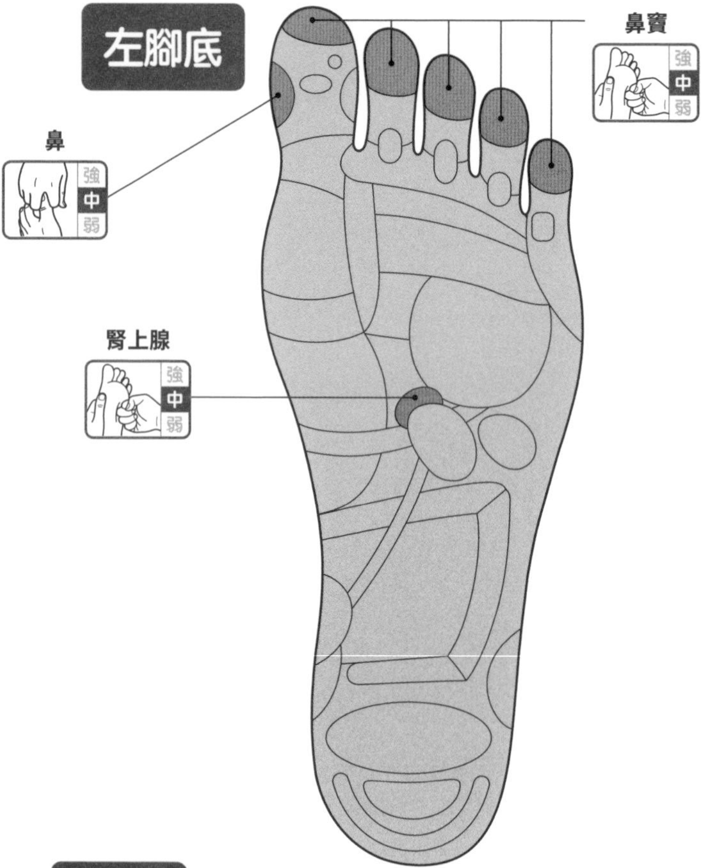

腳背外

POINT

腳背的鼻竇區穴道要以指腹按壓，同時前後摩擦予以刺激。

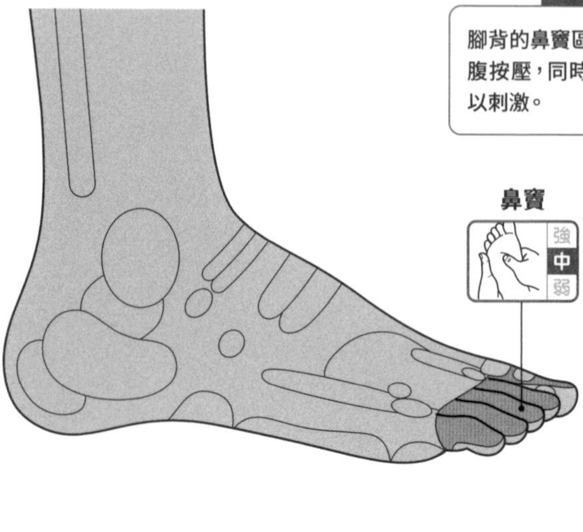

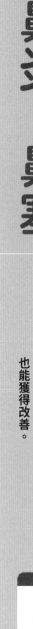

右腳底

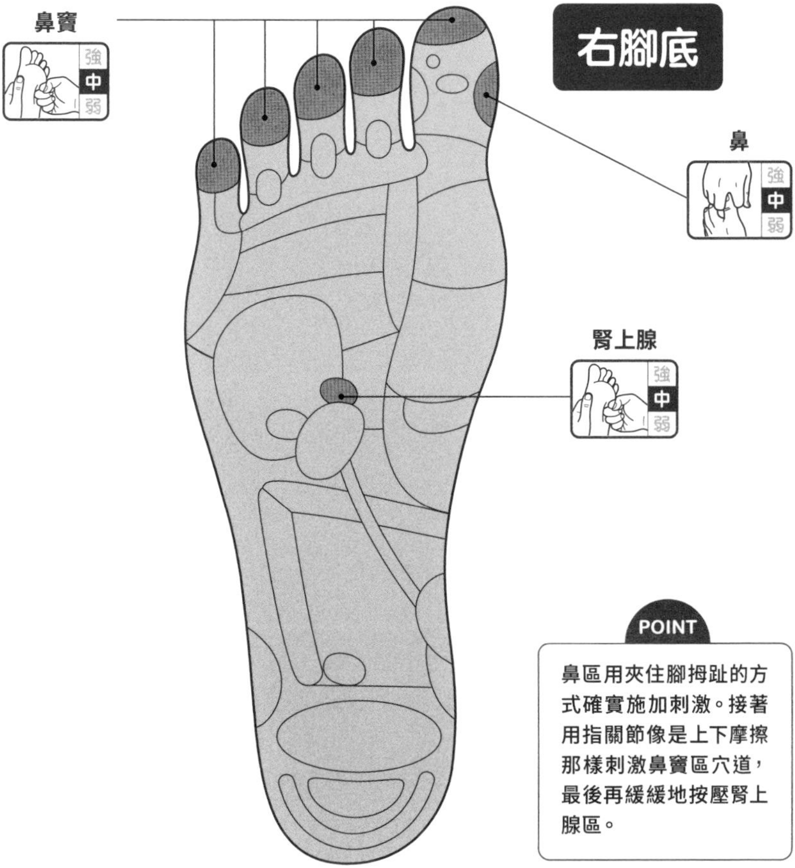
鼻竇
強
中
弱
鼻
強
中
弱
腎上腺
強
中
弱

POINT

鼻區用夾住腳拇趾的方式確實施加刺激。接著用指關節像是上下摩擦那樣刺激鼻竇區穴道，最後再緩緩地按壓腎上腺區。

小腿肚

小腿

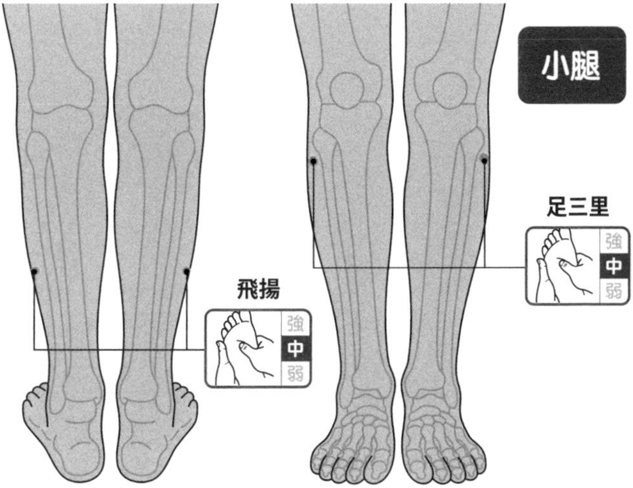
飛揚
強
中
弱
足三里
強
中
弱

POINT

飛揚這個穴道以緩解足部疲勞的效用聞名，但是對於鼻塞和花粉症也有效果。足三里則是對鼻炎有效。請確實給予刺激。

牙痛

無法忍耐的時候就從抑制痛楚的穴道開始

覺得疼痛時，就對腳背的上下顎區和腳底的頸部區穴道施以較強的刺激，在感到疼痛舒緩之前持續地刺激。能夠增強對細菌抵抗力的淋巴結區也請不要忘記。

基準的時間
10分

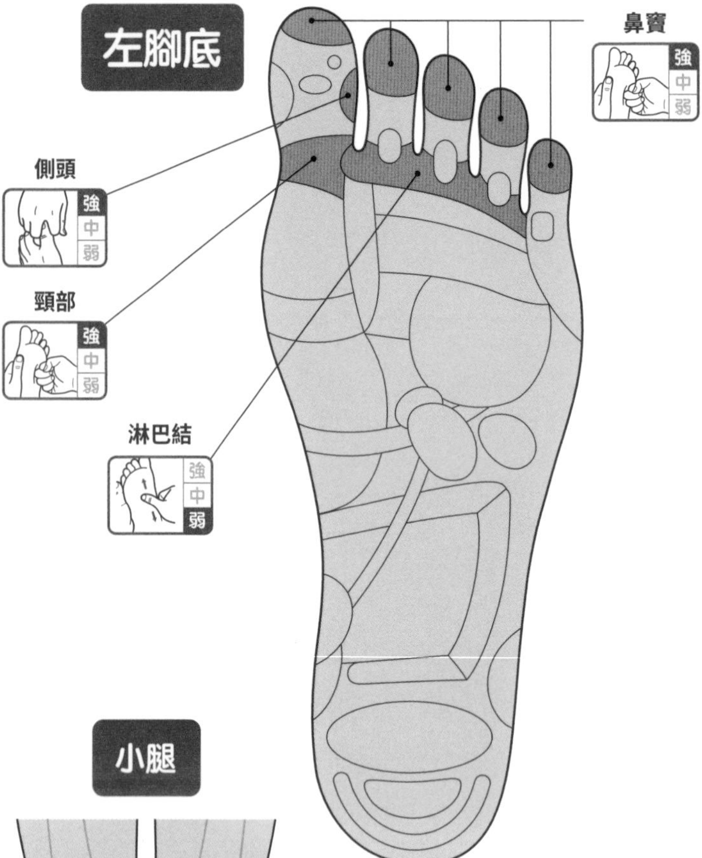
左腳底
鼻竇
強
中
弱
側頭
強
中
弱
頸部
強
中
弱
淋巴結
強
中
弱

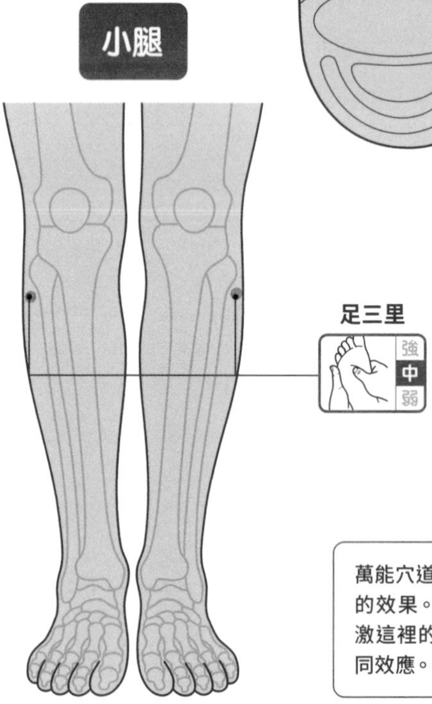
小腿
足三里
強
中
弱

POINT

萬能穴道足三里擁有抑制疼痛的效果。在腳底、腳背一起刺激這裡的話，就能期待帶來協同效應。

右腳底

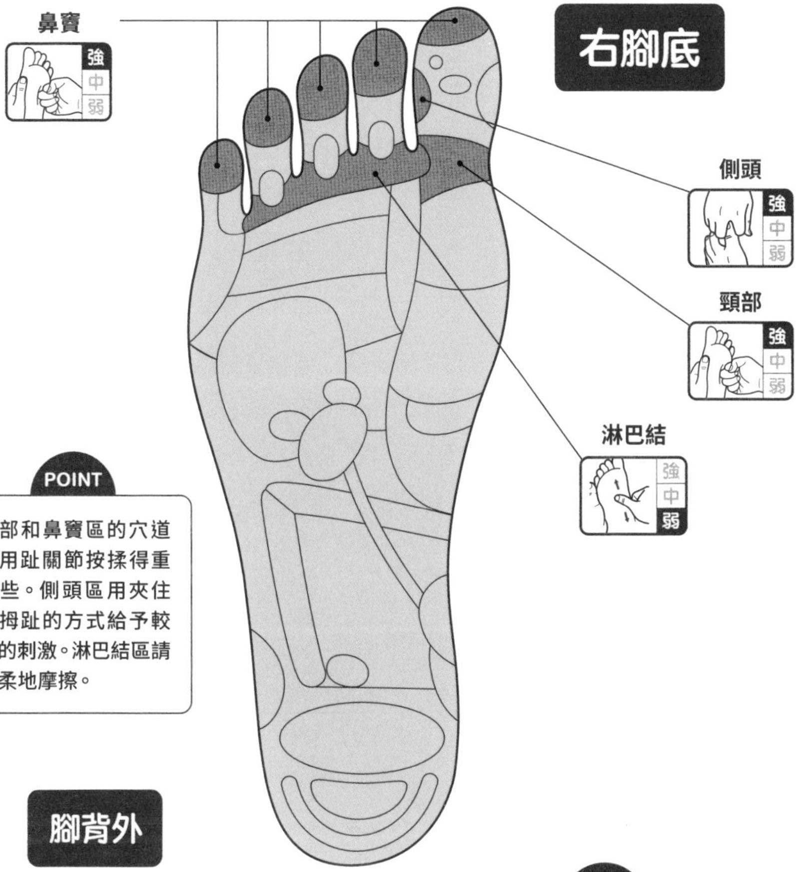
鼻竇
強
中
弱
側頭
強
中
弱
頸部
強
中
弱
淋巴結
強
中
弱

POINT

頸部和鼻竇區的穴道請用趾關節按揉得重一些。側頭區用夾住腳拇趾的方式給予較強的刺激。淋巴結區請輕柔地摩擦。

腳背外

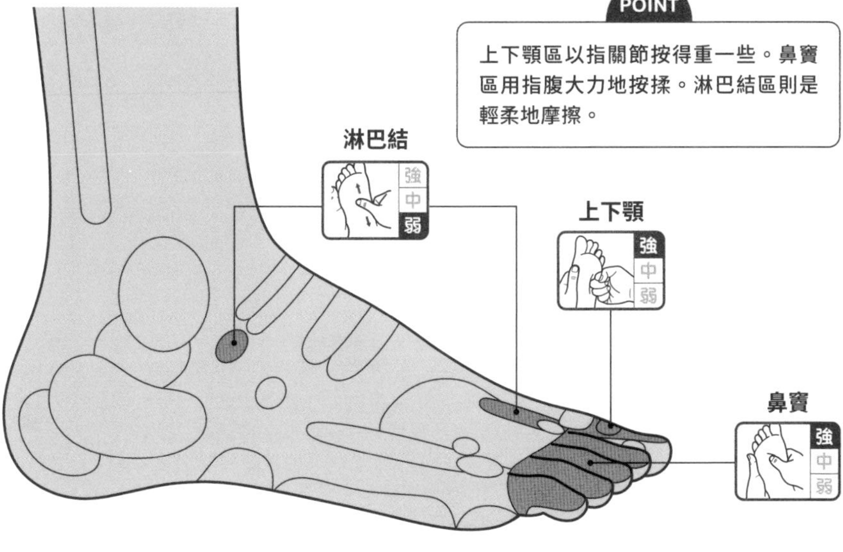
淋巴結
強
中
弱
上下顎
強
中
弱
鼻竇
強
中
弱

POINT

上下顎區以指關節按得重一些。鼻竇區用指腹大力地按揉。淋巴結區則是輕柔地摩擦。

氣喘

突然發作時可藉由刺激穴道讓呼吸輕鬆點

肺、氣管、腎臟、淋巴結、胸部區等處存在對氣喘有效的穴道。特別是養成平時就對氣管和腎臟區施以刺激的習慣，就能緩解氣喘發作時的痛苦。

基準的時間

5分

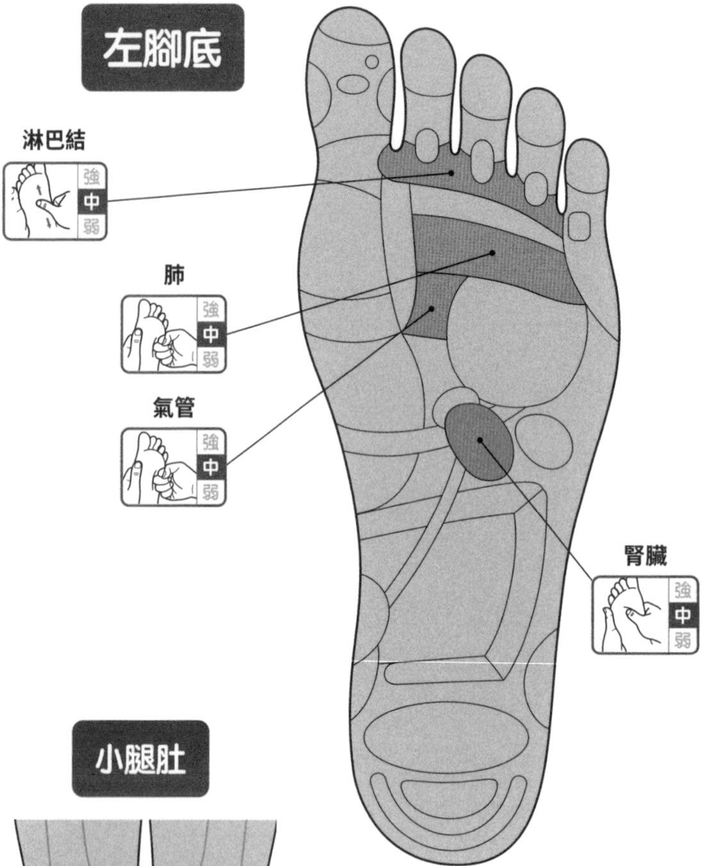
左腳底
淋巴結
強
中
弱
肺
強
中
弱
氣管
強
中
弱
腎臟
強
中
弱

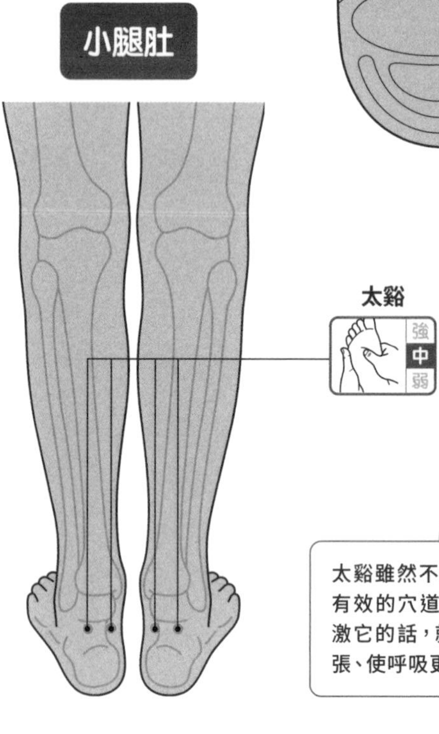
小腿肚
太谿
強
中
弱

POINT

太谿雖然不是對突如其來的發作有效的穴道，但平時如果持續刺激它的話，就能期待它讓氣管擴張、使呼吸更加順暢的效果。

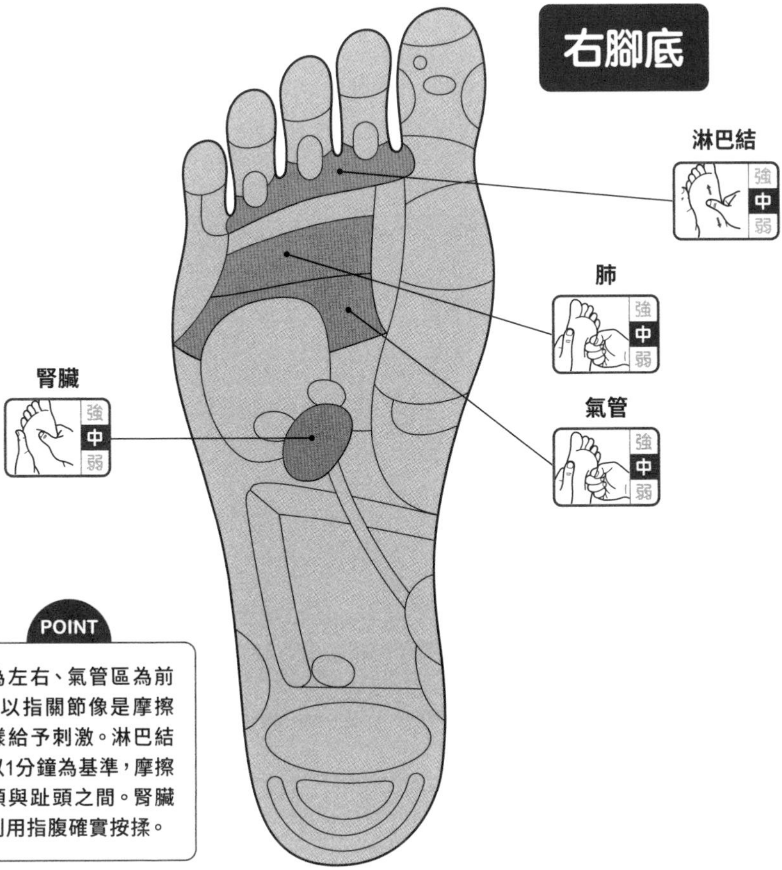
右腳底
淋巴結
強
中
弱
肺
強
中
弱
氣管
強
中
弱
腎臟
強
中
弱

POINT

肺為左右、氣管區為前後，以指關節像是摩擦那樣給予刺激。淋巴結區以1分鐘為基準，摩擦趾頭與趾頭之間。腎臟區則用指腹確實按揉。

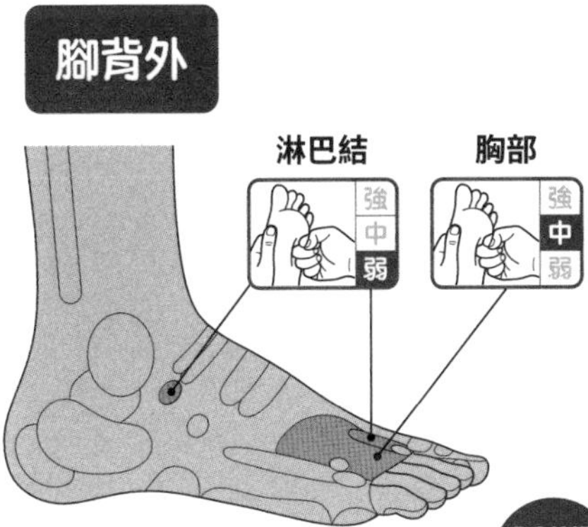
腳背外
淋巴結
強
中
弱
胸部
強
中
弱

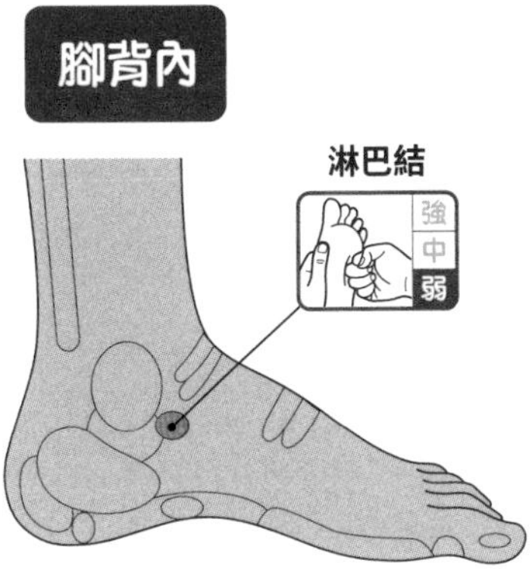
腳背內
淋巴結
強
中
弱

POINT

腳背的淋巴結區以指關節給予溫和的刺激。胸部區以手的食指、中指、無名指3根手指的指關節，像前後摩擦施加刺激。

胃痛、胃酸逆流（火燒心）

調整胃液的分泌，改善不適感

胃的問題有80%的原因是來自於壓力或不安。胃酸過多的人可刺激頸部區。如果感到胃痛或火燒心，刺激腳底中心部分的穴道就能消解症狀。

基準的時間

10分

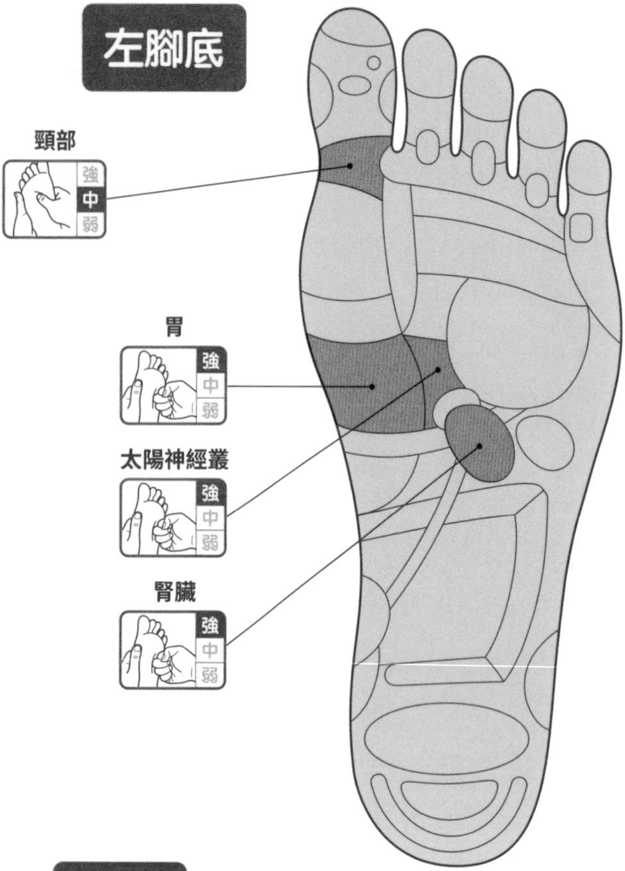
左腳底
頸部
強
中
弱
胃
強
中
弱
太陽神經叢
強
中
弱
腎臟
強
中
弱

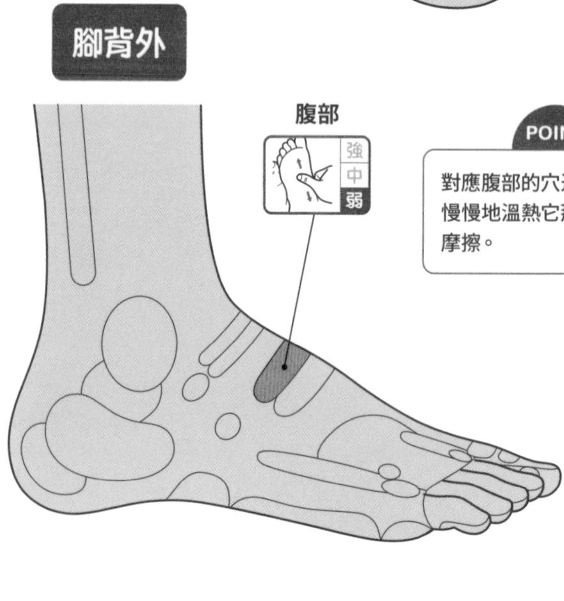
腳背外
腹部
強
中
弱

POINT

對應腹部的穴道，請像是要慢慢地溫熱它那樣，輕柔地摩擦。

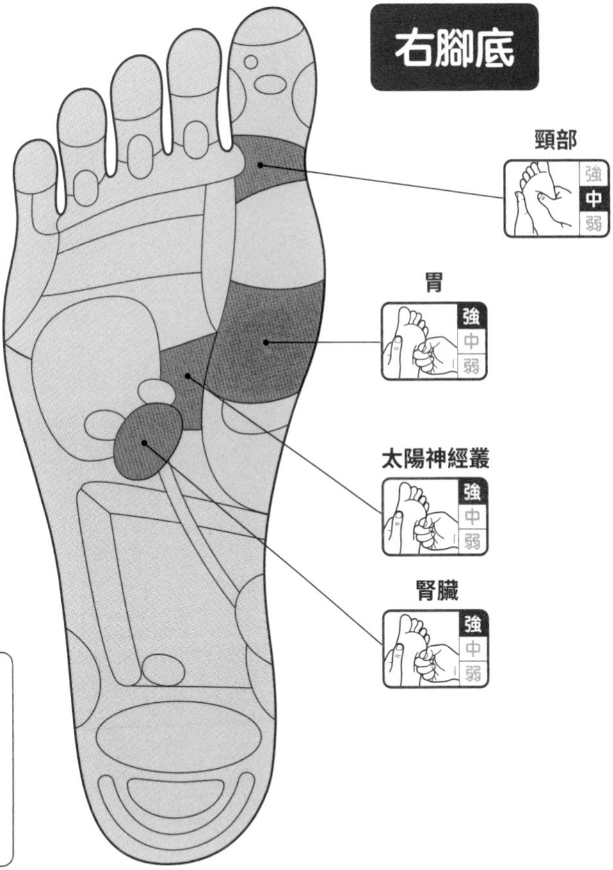

POINT

頸部區的穴道以指腹像是在舒緩它那樣確實按揉。接著以指關節像是要慢慢地灌入強勁力道那樣按壓胃、太陽神經叢區的穴道。

小腿

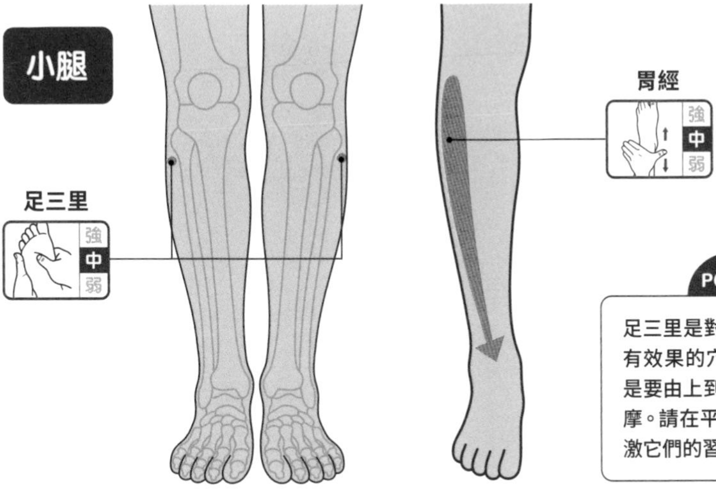

POINT

足三里是對慢性胃炎也有效果的穴道。胃經則是要由上到下慢慢地按摩。請在平時就養成刺激它們的習慣。

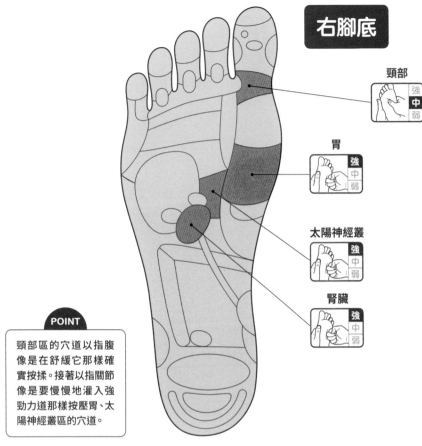

白內障

50歲過後就要靠著刺激穴道來預防

如果症狀較輕的話，透過刺激穴道就能在某種程度上抑制惡化。此外這麼做也可以作為預防之舉，即使是無症狀的朋友，過了50歲以後也請養成每天都刺激穴道保養的習慣。

基準的時間

10分

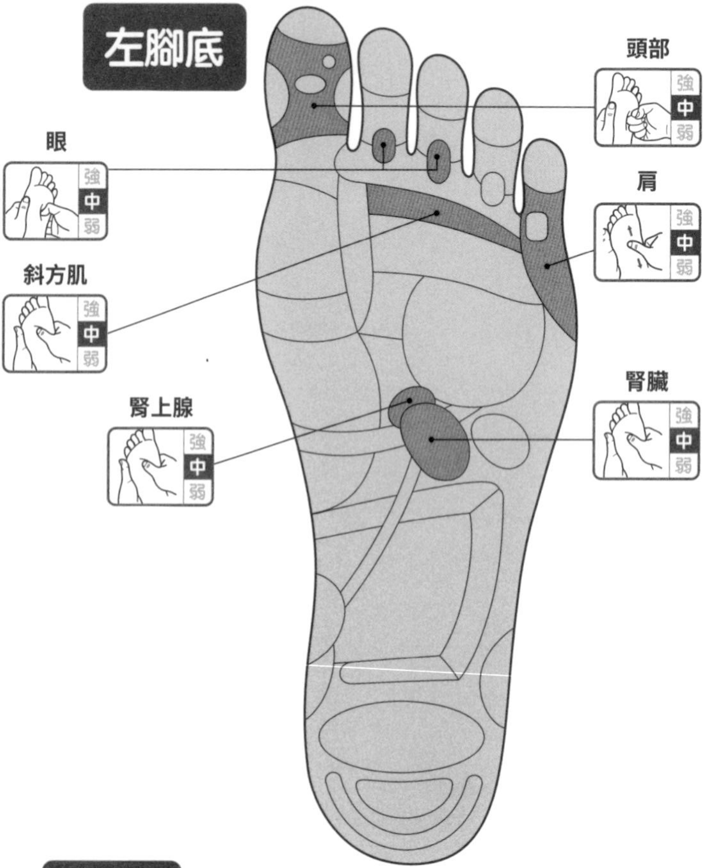

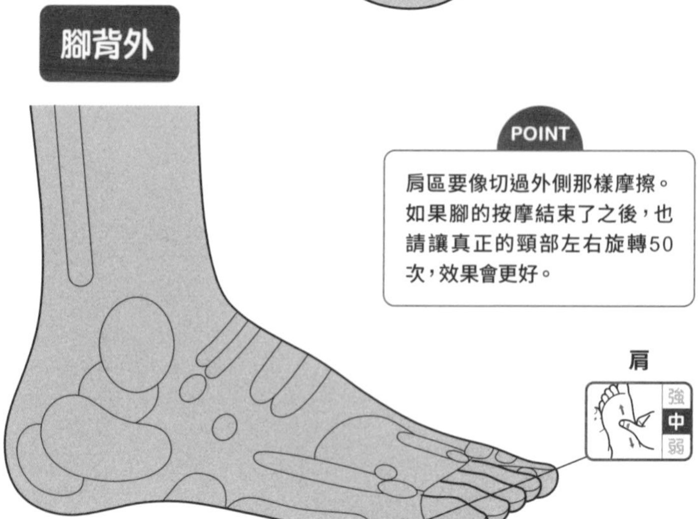

POINT

肩區要像切過外側那樣摩擦。如果腳的按摩結束了之後，也請讓真正的頸部左右旋轉50次，效果會更好。

右腳底

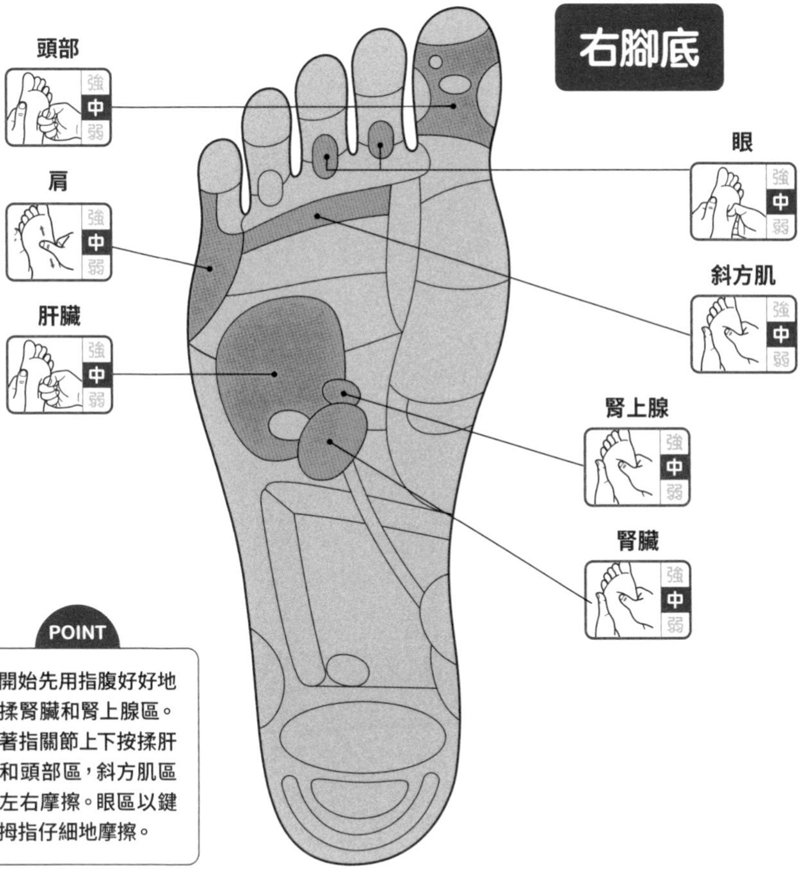
頭部
強 中 弱
肩
強 中 弱
肝臟
強 中 弱
眼
強 中 弱
斜方肌
強 中 弱
腎上腺
強 中 弱
腎臟
強 中 弱

POINT

一開始先用指腹好好地按揉腎臟和腎上腺區。接著指關節上下按揉肝臟和頭部區，斜方肌區是左右摩擦。眼區以鍵字拇指仔細地摩擦。

小腿

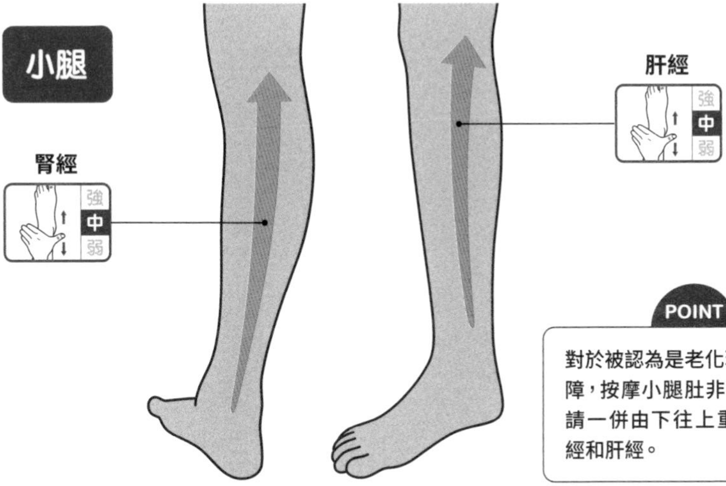
腎經
強 中 弱
肝經
強 中 弱

POINT

對於被認為是老化現象的白內障，按摩小腿肚非常有效。也請一併由下往上重複按摩腎經和肝經。

假性近視

視線模糊的時候刺激穴道就能盡快回復

首先先讓眼睛休息是很重要的。這裡所介紹的穴道不光只是讓眼睛放鬆，對於假性近視也非常有效。比起點眼藥水，不如先從按摩雙腳開始吧。

基準的時間
10分

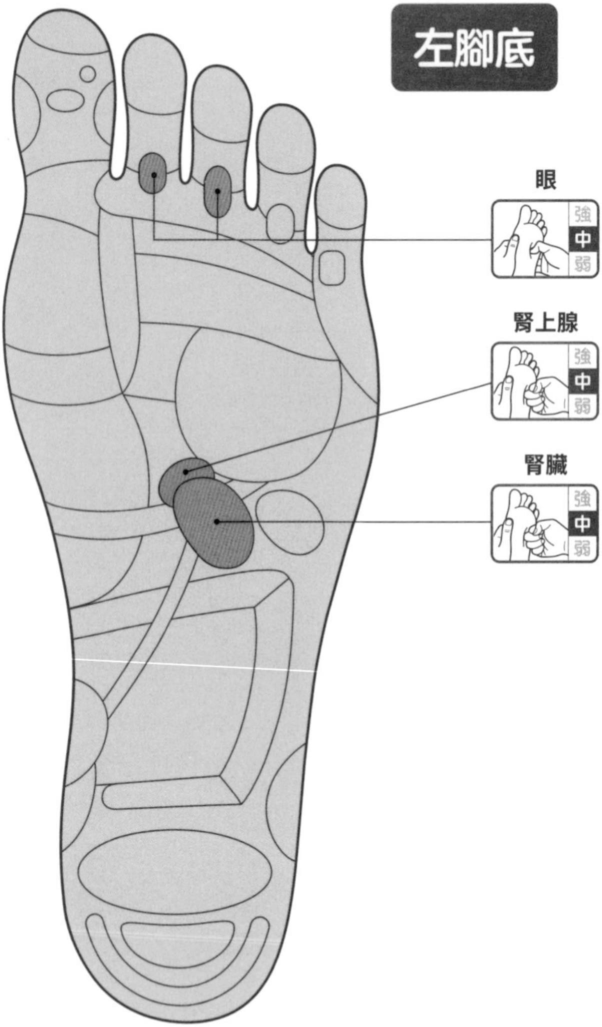

POINT

眼區的穴道有即時的效用，請用鍵字拇指像是仔細地摩擦那樣進行刺激。如果肝臟或腎臟的狀況不佳，就容易導致假性近視，所以包含腎上腺區在內，請用指關節上下按揉。

右腳底

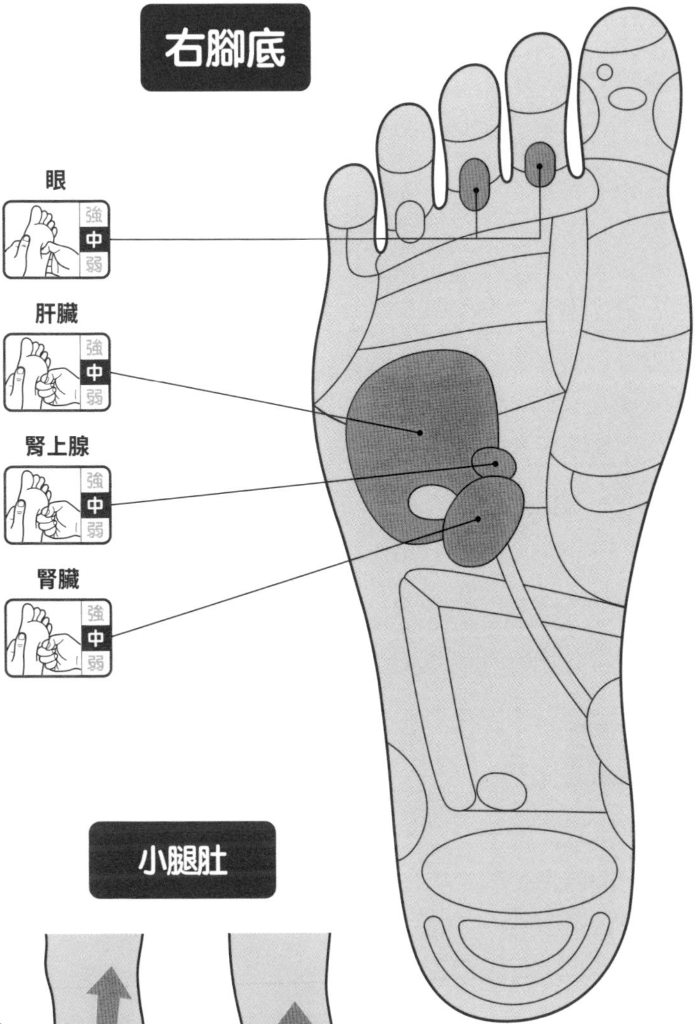
眼
強
中
弱
肝臟
強
中
弱
腎上腺
強
中
弱
腎臟
強
中
弱

小腿肚

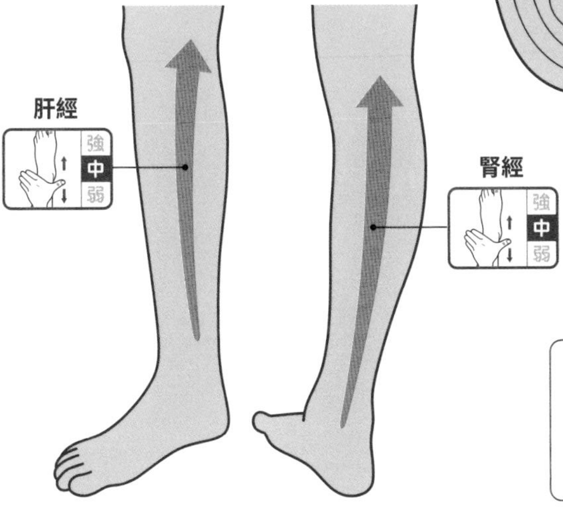
肝經
強
中
弱
腎經
強
中
弱

POINT

肝經、腎經都由下往上緩緩地、仔細地按摩。如果每天都能持之以恆的話，就能期待近視有所改善。

上半身的不適

08

白頭髮

增齡或壓力導致的白頭髮用按摩腳底解決

如果有白頭髮的困擾，平時就要刺激能促進頭部血液循環、緩和壓力等效果的穴道。同時進行頭皮按摩的話就會更加有效。

基準的時間

5分

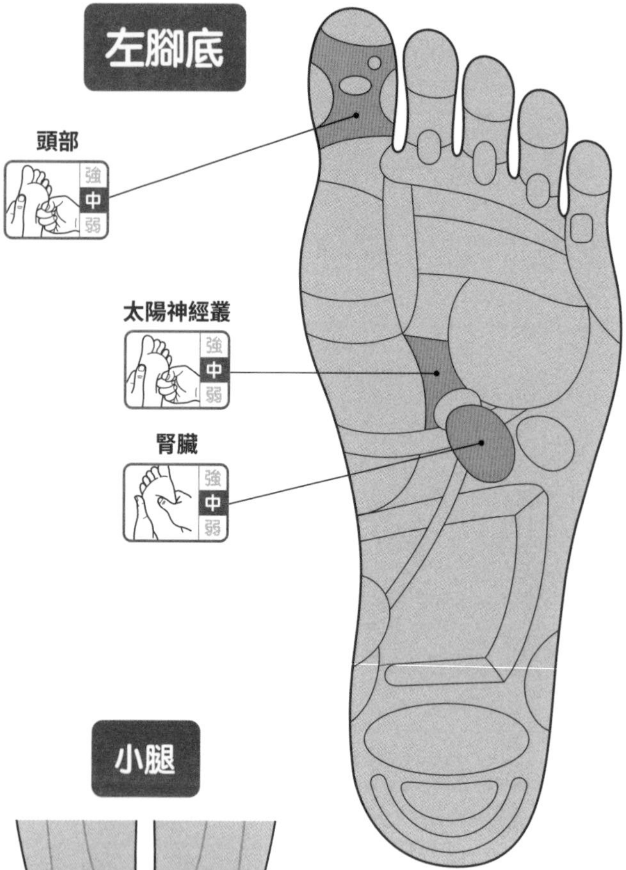

左腳底
頭部
強
中
弱
太陽神經叢
強
中
弱
腎臟
強
中
弱

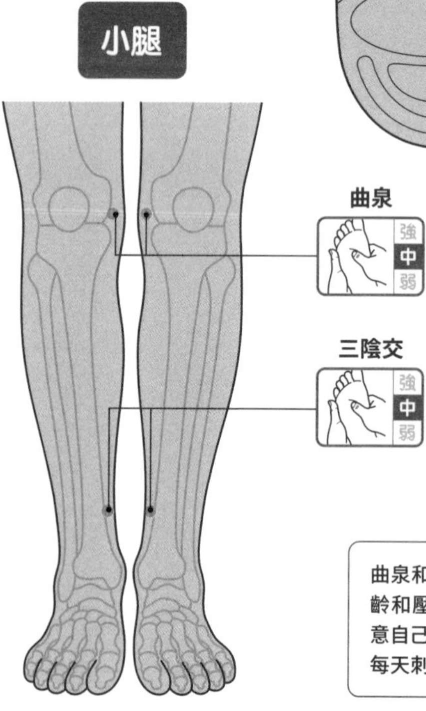

小腿
曲泉
強
中
弱
三陰交
強
中
弱

POINT

曲泉和三陰交都是擁有緩和增齡和壓力效果的穴道。如果在意自己的白頭髮或頭髮稀疏，每天刺激它們就很重要。

1 刺激穴道的方法與技術

2 對常見的身體不適有效的穴道

3 對上半身的不適有效的穴道

4 對下半身的不適有效的穴道

5 對心臟與內臟的不適有效的穴道

6 對增齡造成的不適有效的穴道

右腳底

頭部

肝臟

太陽神經叢

腎臟

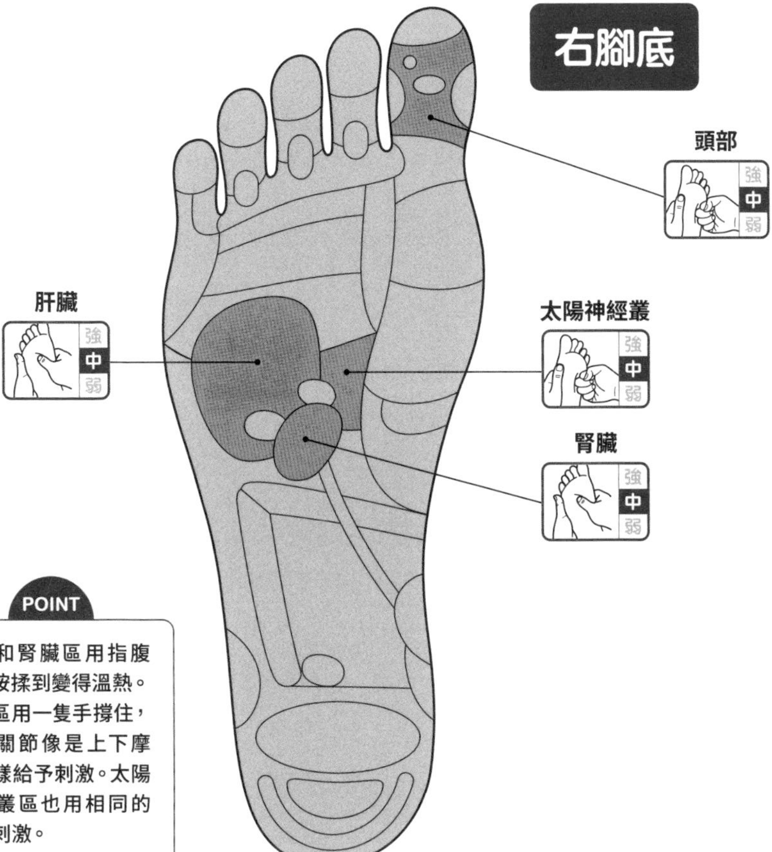

POINT

肝臟和腎臟區用指腹妥善按揉到變得溫熱。頭部區用一隻手撐住，以指關節像是上下摩擦那樣給予刺激。太陽神經叢區也用相同的方式刺激。

腳背外

子宮（前列腺）

腳背內

卵巢（睪丸）

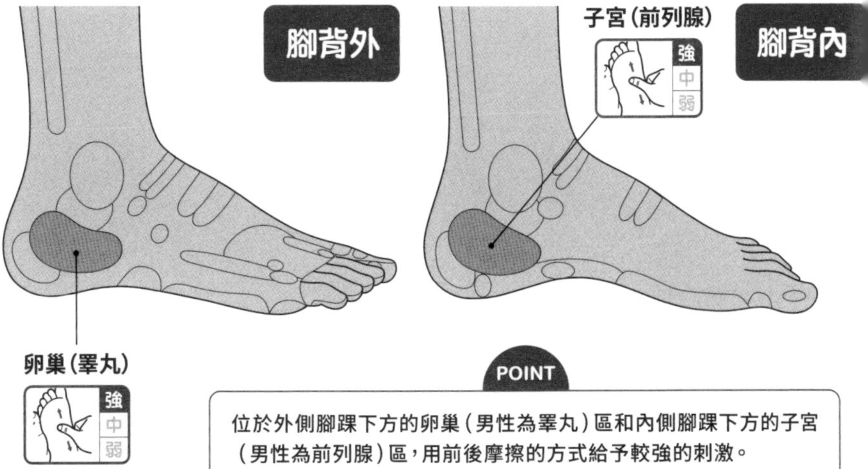

POINT

位於外側腳踝下方的卵巢（男性為睪丸）區和內側腳踝下方的子宮（男性為前列腺）區，用前後摩擦的方式給予較強的刺激。

Column 2 從慣用腳開始刺激是較有效的順序

請各位從較容易負荷的慣用腳開始進行。接著無論是刺激哪個穴道的時候，都是一開始力道較輕，然後在短時間內結束。之後就漸漸地一邊增強力道、一邊延長時間。

首先，作為最初的準備運動，先好好地按揉腎臟和腎上腺區的穴道，接著再刺激主要目標穴道，效果會更好。這是因為穴道療法會讓結晶性的尿酸和乳酸溶解，會更容易將老廢物質連同尿液一起排出體外。如果是左右腳都存在的穴道，請務必要兩隻腳都按壓。

●感到疼痛的刺激……提升頭腦系·感覺系的亢奮

●柔和的刺激……抑制頭腦系·感覺系的機能

●像是加壓的刺激……讓身體內部的內臟機能活性化

●敲打的刺激……抑制內臟機能異常的亢奮、弛緩肌肉

●有節奏的刺激……抑制神經的亢奮

●長期的刺激……調整身體的組織

PART 4

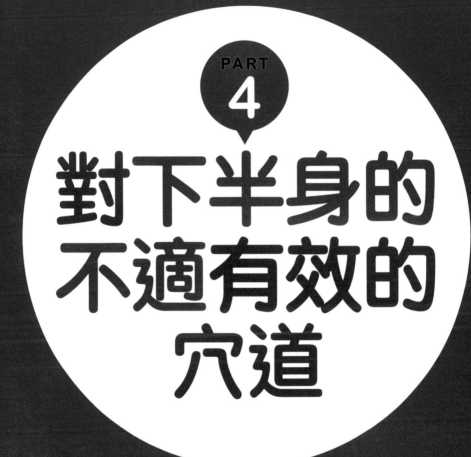

對下半身的不適有效的穴道

腹瀉

無論慢性還是急性都有效的穴道刺激

急性的場合，請針對有即時效果的穴道。此外，慢性的場合也請養成每天刺激能調整腸胃狀況的穴道之習慣，力圖改善。

基準的時間

5分

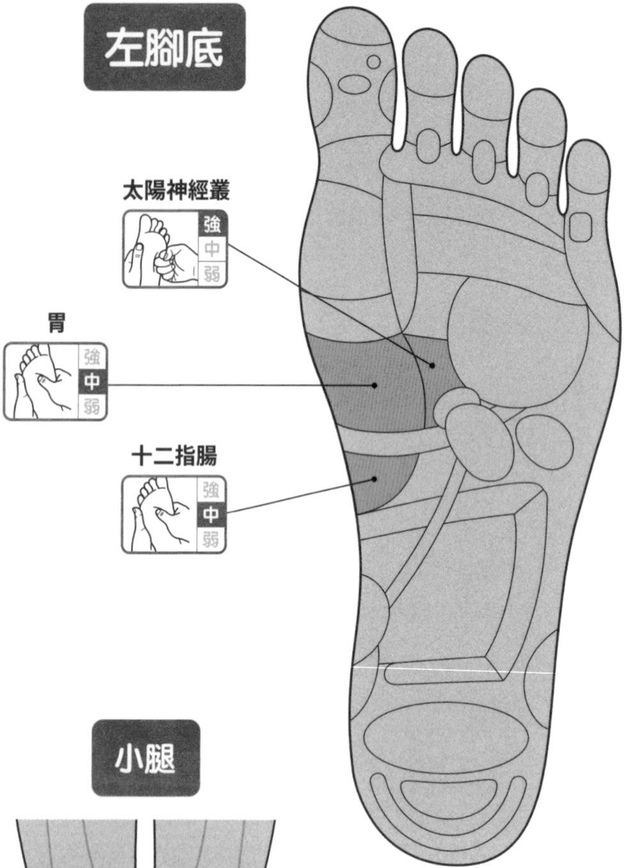
左腳底
太陽神經叢
強
中
弱
胃
強
中
弱
十二指腸
強
中
弱

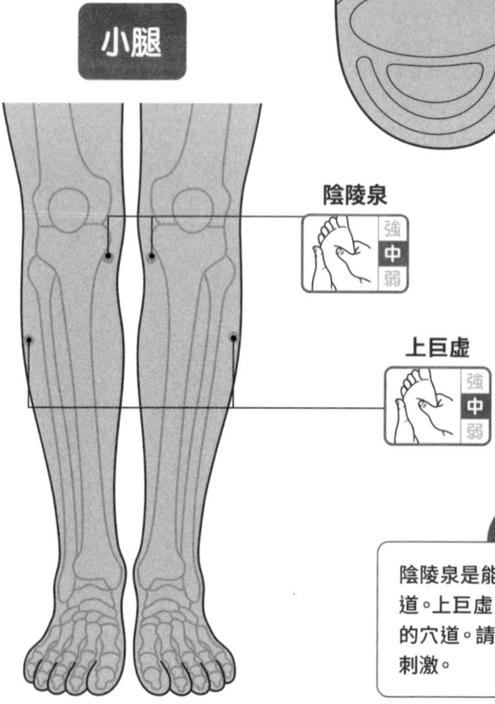
小腿
陰陵泉
強
中
弱
上巨虛
強
中
弱

POINT

陰陵泉是能調節身體水分的穴道。上巨虛是調整排泄和代謝的穴道。請用指腹慢慢地施加刺激。

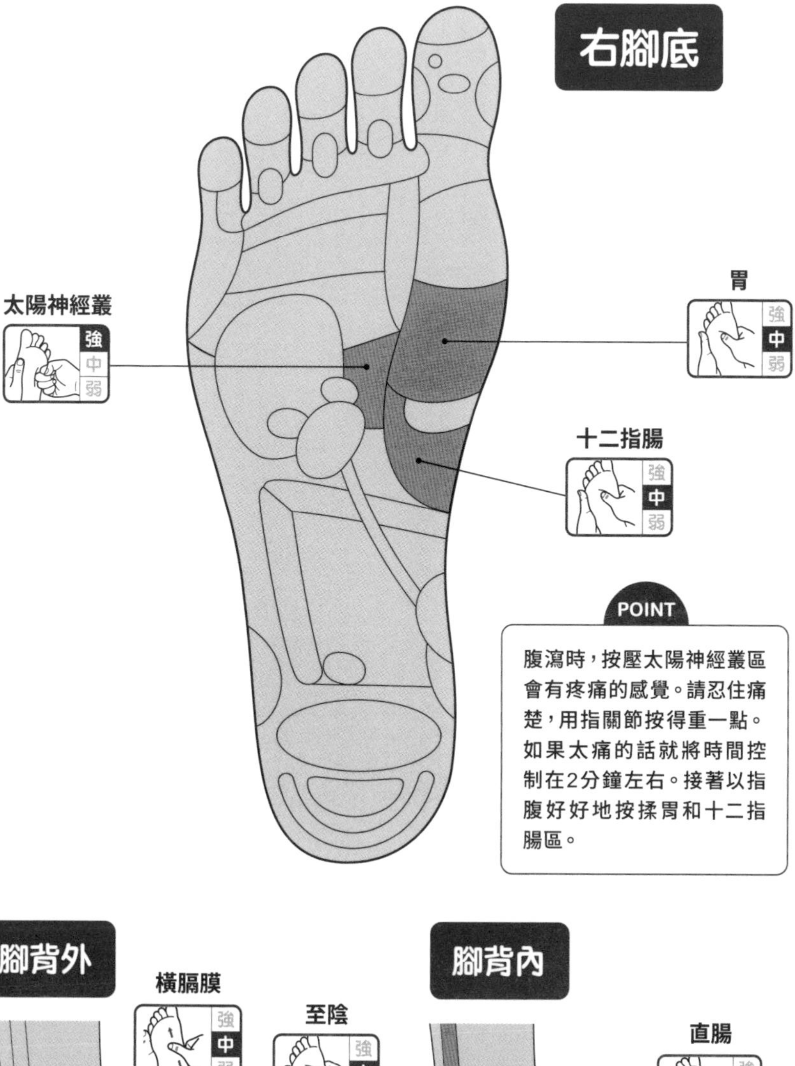
右腳底
太陽神經叢
強
中
弱
胃
強
中
弱
十二指腸
強
中
弱

POINT

腹瀉時，按壓太陽神經叢區會有疼痛的感覺。請忍住痛楚，用指關節按得重一點。如果太痛的話就將時間控制在2分鐘左右。接著以指腹好好地按揉胃和十二指腸區。

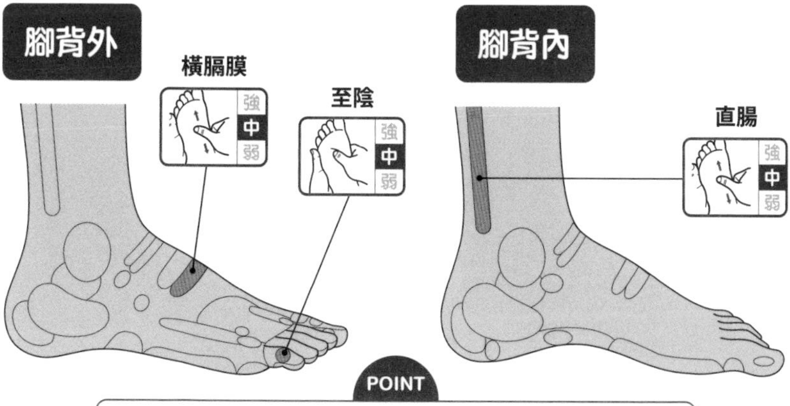
腳背外
橫膈膜
強
中
弱
至陰
強
中
弱
腳背內
直腸
強
中
弱

POINT

直腸和橫膈膜區以普通的力道慢慢地摩擦。位於小指旁邊的至陰區穴道對腹瀉有效，請用指腹按壓。

痔瘡

為了避免慢性化，刺激穴道來預防並緩和

劇烈疼痛的時候，先請刺激腳踝處跟痔瘡和脫肛有關的穴道。接著再刺激直腸區穴道和腳跟處的痔瘡區穴道。最後再刺激小腿肚穴道，以達到協同效應。

基準的時間

5分

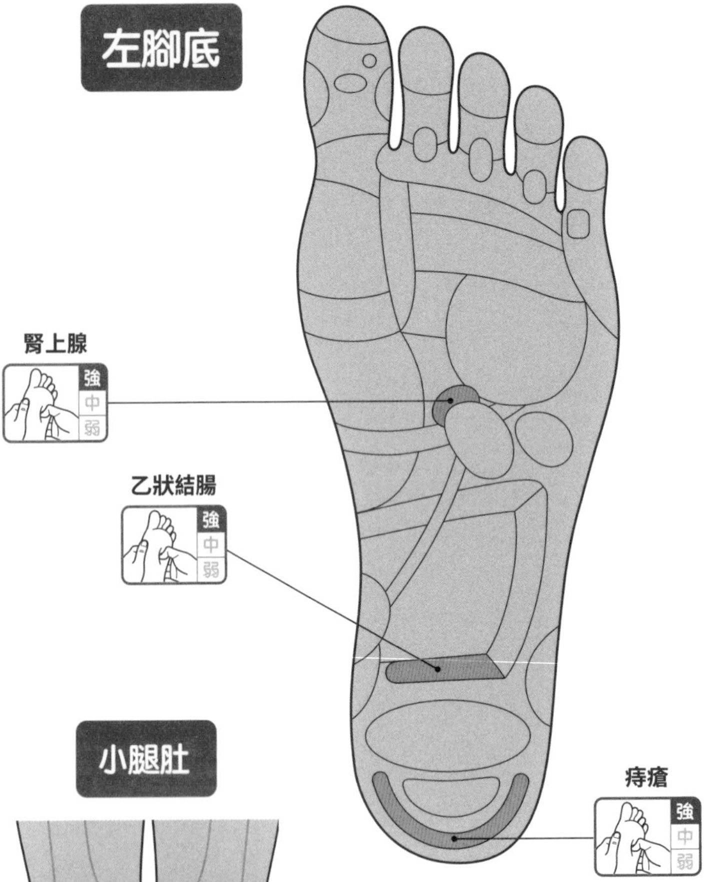

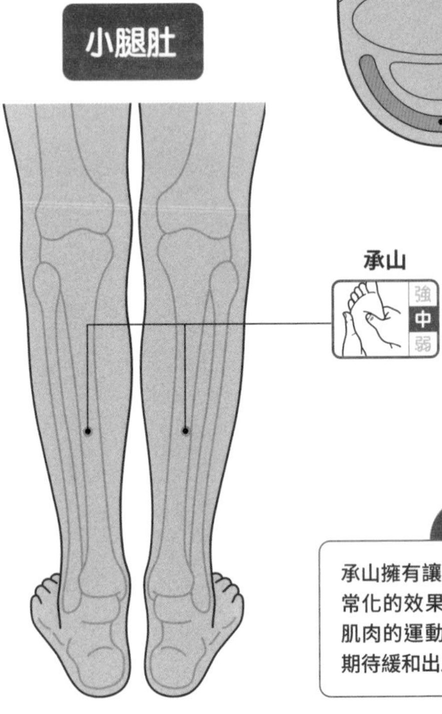

POINT

承山擁有讓肛門的血液循環正常化的效果。血液循環變好，肌肉的運動也會跟著改善，可期待緩和出血的效果。

右腳底

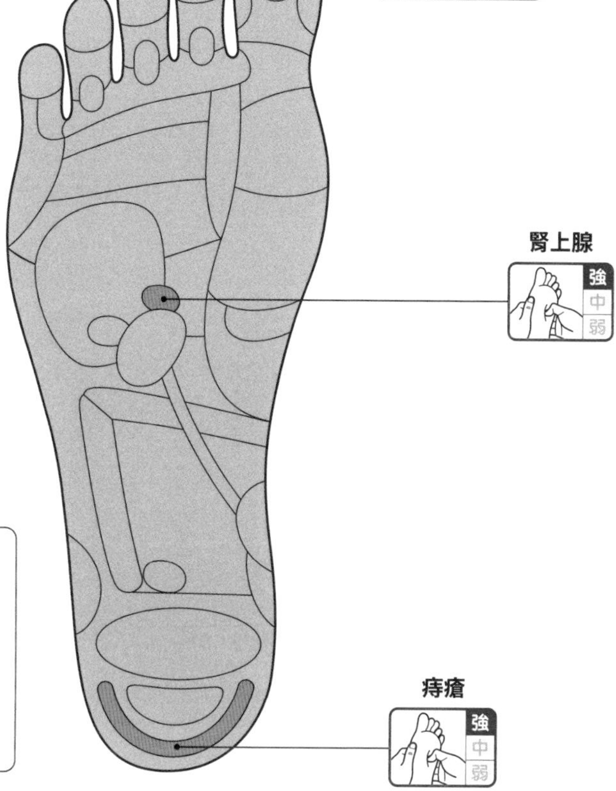
腎上腺
強
中
弱
痔瘡
強
中
弱

POINT

腳跟處的痔瘡區穴道一帶皮比較厚，以鍵字拇指多施點力用力按壓。用瓶子或研磨棒敲打也有效。乙狀結腸區和腎上腺區也用同樣的方法刺激。

腳背外

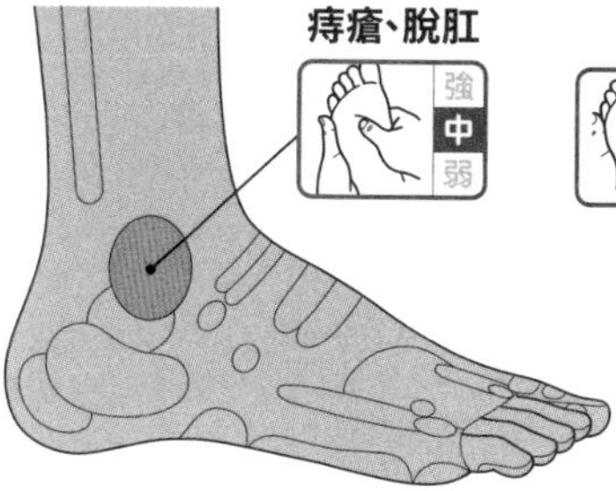
痔瘡、脫肛
強
中
弱

腳背內

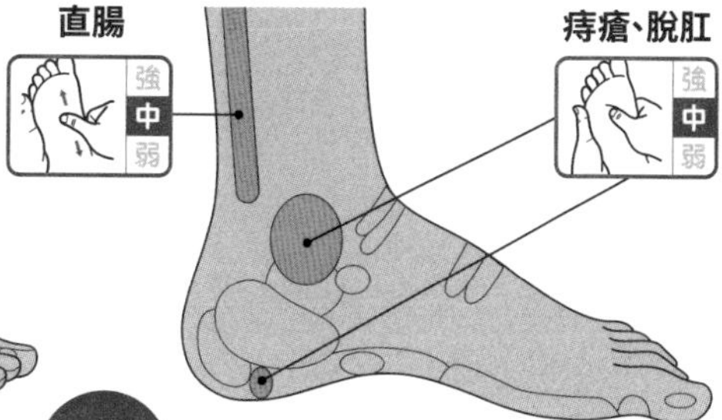
直腸
強
中
弱
痔瘡、脫肛
強
中
弱

POINT

腳脖子內側和外側、與痔瘡和脫肛有關的穴道都用指腹好好按壓。位於腳內側的腳跟上方的直腸區穴道，請用摩擦的方式刺激。

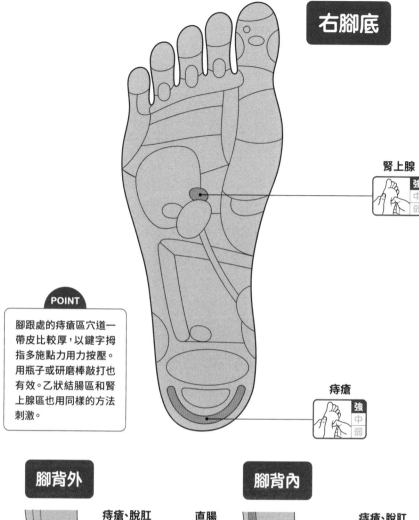

便秘

刺激對便秘有即時效果的穴道就能暢快無比

刺激穴道對於弛緩型便秘很有效。藉由施以感到輕鬆暢快的刺激，能促使腸道蠕動、產生便意。請養成在飯後或睡前刺激這個穴道的習慣吧。

基準的時間
10分

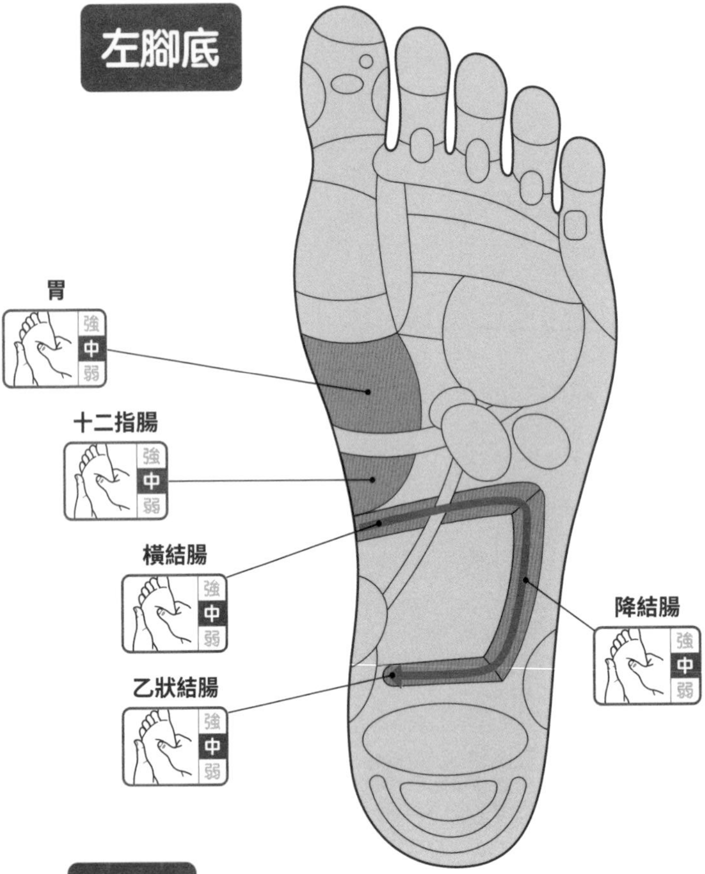
左腳底
胃
強
中
弱
十二指腸
強
中
弱
橫結腸
強
中
弱
乙狀結腸
強
中
弱
降結腸
強
中
弱

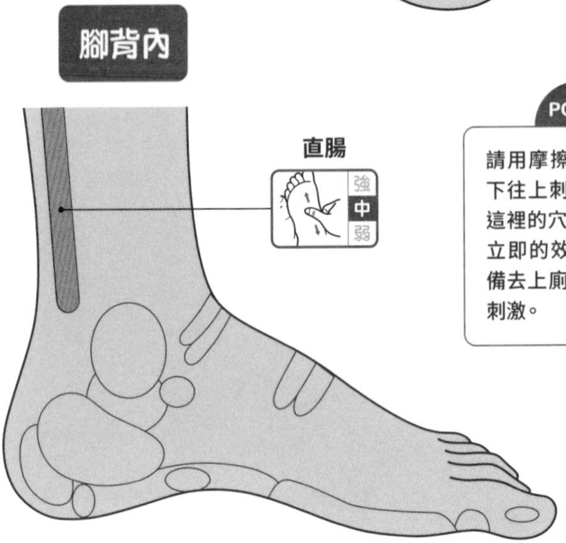
腳背內
直腸
強
中
弱

POINT

請用摩擦的方式，由下往上刺激直腸區。這裡的穴道對便秘有立即的效果，請於準備去上廁所前再進行刺激。

1
刺激穴道的
方法與技術

2
對常見的身體
不適有效的穴道

3
對上半身的不適
有效的穴道

4
對下半身的不適
有效的穴道

5
對心臟與內臟的
不適有效的穴道

6
對增齡造成的
不適有效的穴道

右腳底

胃

升結腸

十二指腸

橫結腸

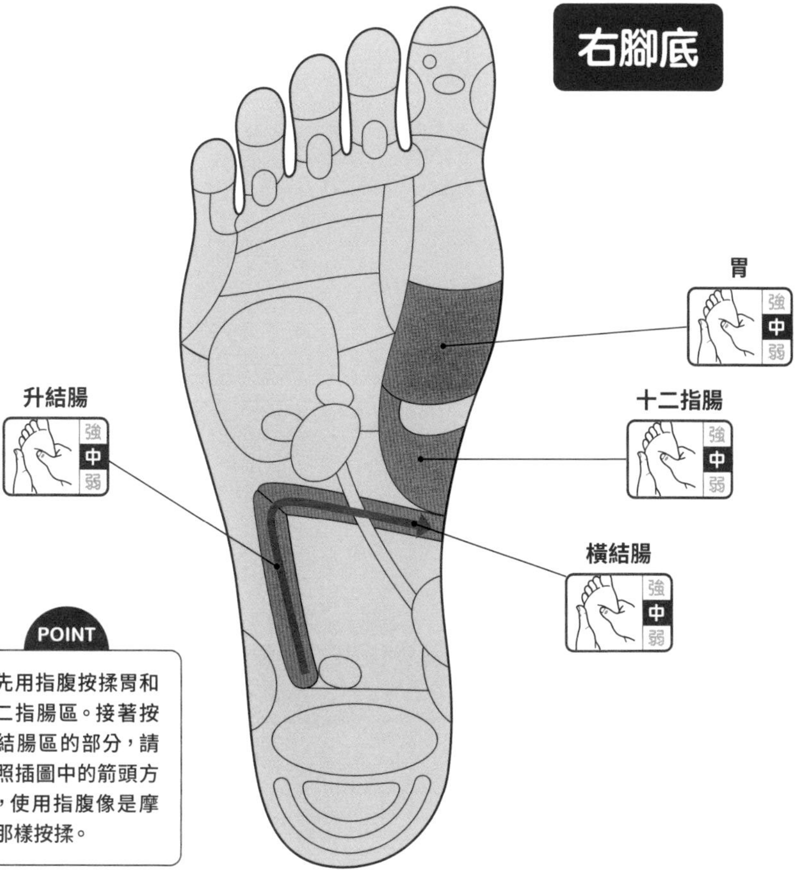

POINT

首先用指腹按揉胃和
十二指腸區。接著按
摩結腸區的部分，請
依照插圖中的箭頭方
向，使用指腹像是摩
擦那樣按揉。

小腿

脾經

豐隆

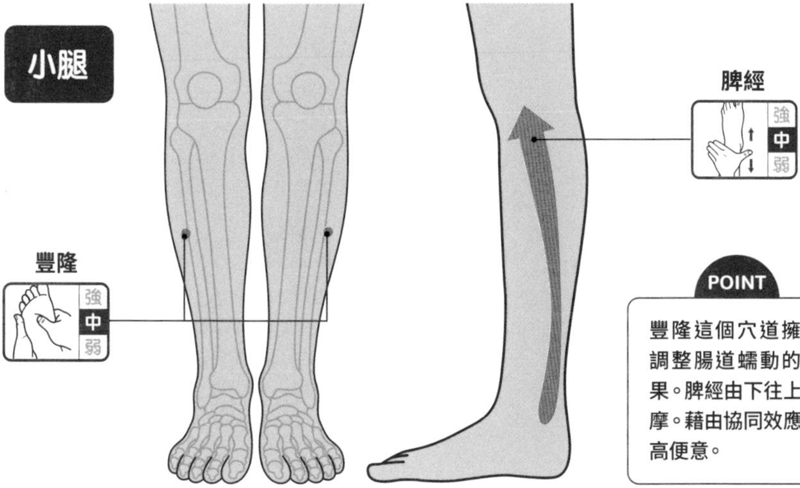

POINT

豐隆這個穴道擁有
調整腸道蠕動的效
果。脾經由下往上按
摩。藉由協同效應提
高便意。

下半身的不適
04

生理痛或不順

調整荷爾蒙平衡，改善症狀

刺激穴道是作為調整荷爾蒙平衡的特效藥。這裡所介紹的區域對生理不順也有效果。不僅僅是生理期期間，若能作為每日的例行公事也有其預防效果，請妥善實踐吧。

基準的時間
5分

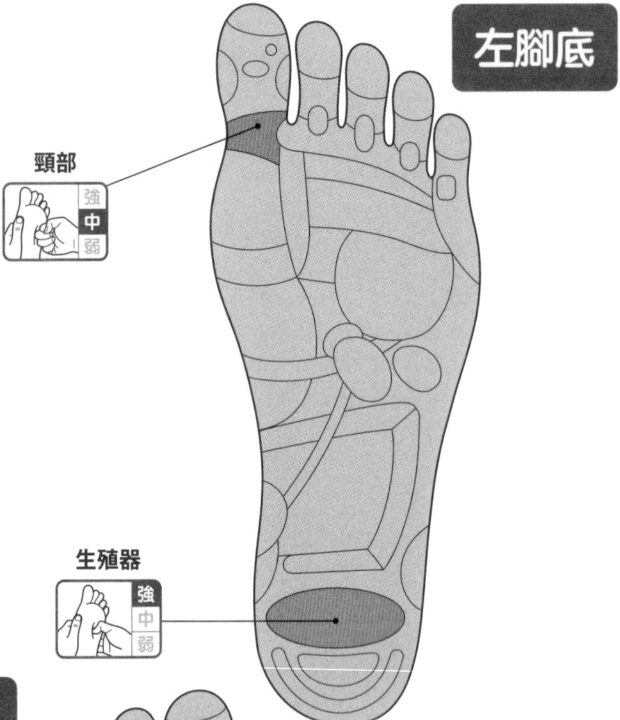
左腳底
頸部
強
中
弱
生殖器
強
中
弱

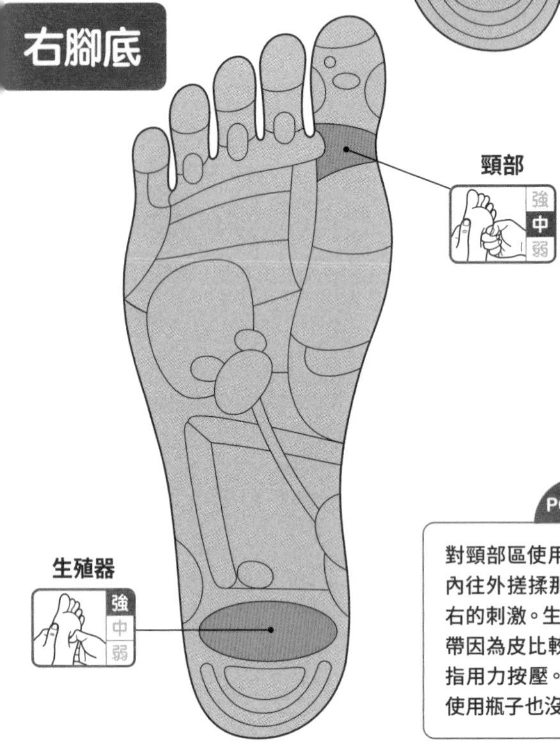
右腳底
頸部
強
中
弱
生殖器
強
中
弱

POINT

對頸部區使用指關節，像是從內往外搓揉那樣進行2分鐘左右的刺激。生殖器區的穴道一帶因為皮比較厚，請用鍵字拇指用力按壓。力量不夠的話，使用瓶子也沒問題。

1 刺激穴道的方法與技術

2 對常見的身體不適有效的穴道

3 對上半身的不適有效的穴道

4 對下半身的不適有效的穴道

5 對心臟與內臟的不適有效的穴道

6 對增齡造成的不適有效的穴道

腳背外

卵巢

甲狀腺

腳背內

子宮

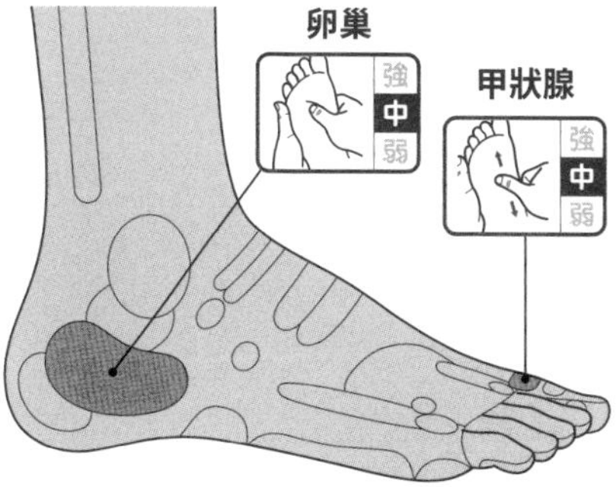

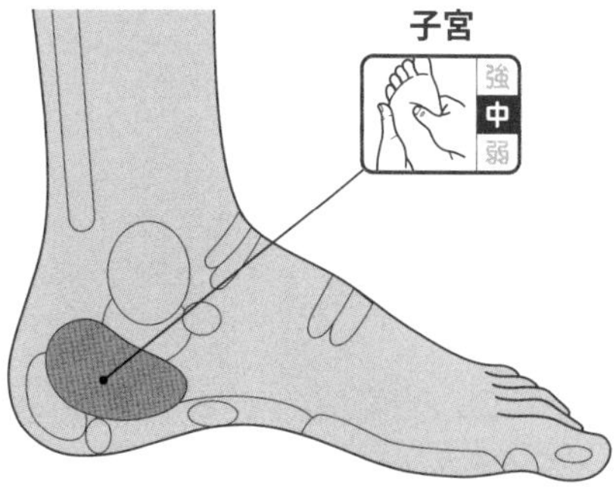

POINT

接近腳踝處的子宮和卵巢區請使用指腹,以每次1分鐘的頻率,交替進行3組,慢慢地按壓。腳背的甲狀腺區請像是慢慢地摩擦那樣給予刺激。

小腿

三陰交

肝經

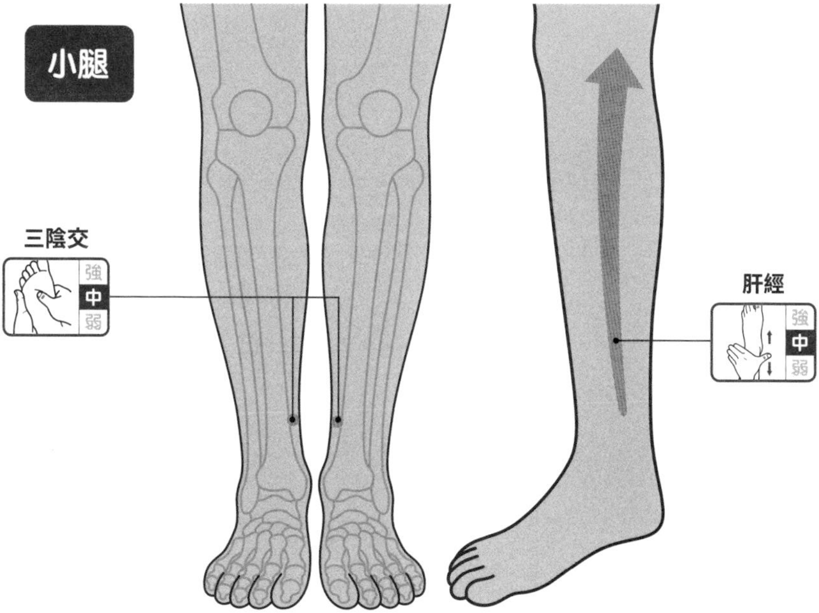

POINT

三陰交是萬能穴道,對於生理不順或生理期前的不適都有效果。請仔細地按壓。肝經則是由下往上按摩。

膀胱炎

從惱人的殘尿感和疼痛中解放

雖然也能用抗菌藥物來處理，但是也有慢性化的可能。請不要忍住尿意，並打造不寒涼的身體吧。此外，也請將刺激能對泌尿系統產生作用的穴道當成習慣。

基準的時間

10分

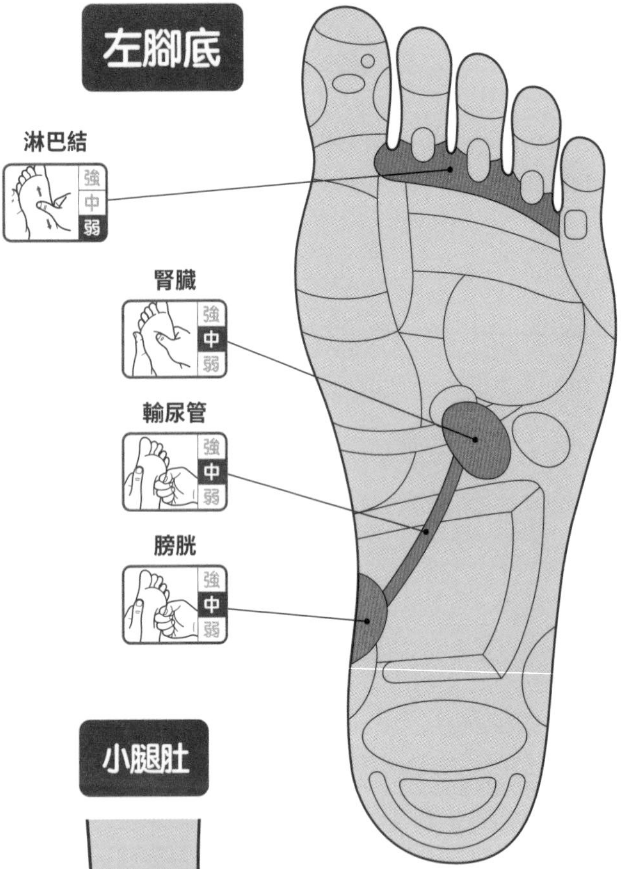
左腳底
淋巴結
強
中
弱
腎臟
強
中
弱
輸尿管
強
中
弱
膀胱
強
中
弱

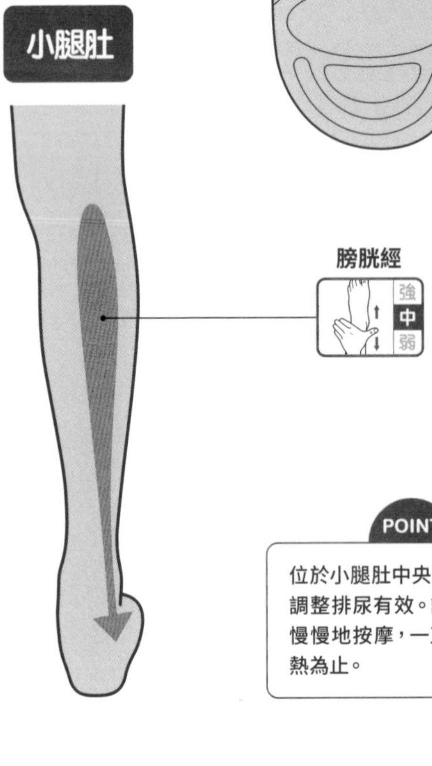
小腿肚
膀胱經
強
中
弱

POINT

位於小腿肚中央的膀胱經對調整排尿有效。請由上到下慢慢地按摩，一直到變得溫熱為止。

右腳底

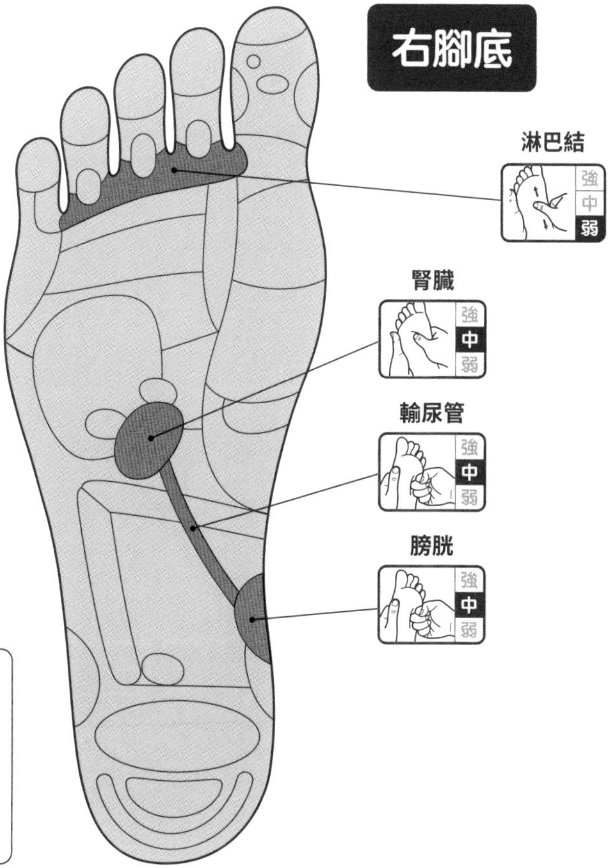
淋巴結
強
中
弱
腎臟
強
中
弱
輸尿管
強
中
弱
膀胱
強
中
弱

POINT

用指腹仔細地按揉腎臟區。輸尿管和膀胱區用指關節慢慢地刺激。腳趾頭下方的淋巴結區，請用較弱的力道像是左右摩擦那樣給予刺激。

腳背外

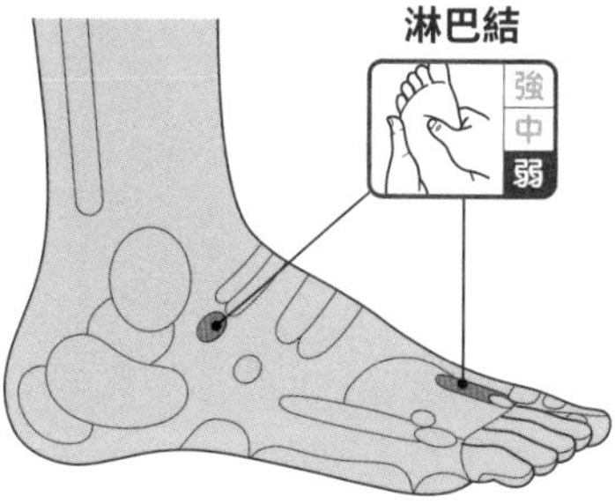
淋巴結
強
中
弱

腳背內

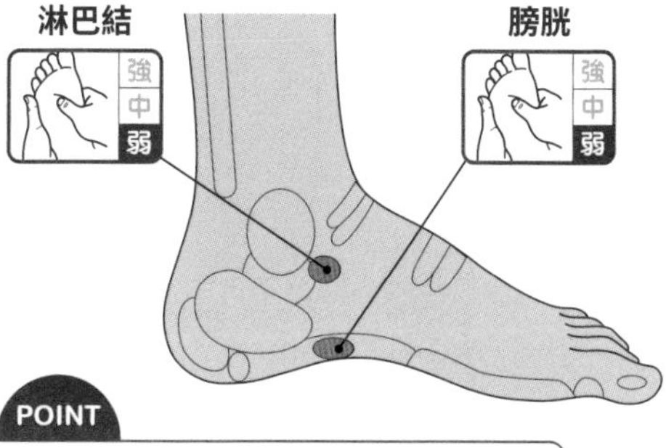
淋巴結
強
中
弱
膀胱
強
中
弱

POINT

接近腳踝的淋巴結區穴道用指腹以較弱的力道慢慢地按壓。淋巴結區的穴道如果給予太強的刺激有可能會引起發燒，還請注意。

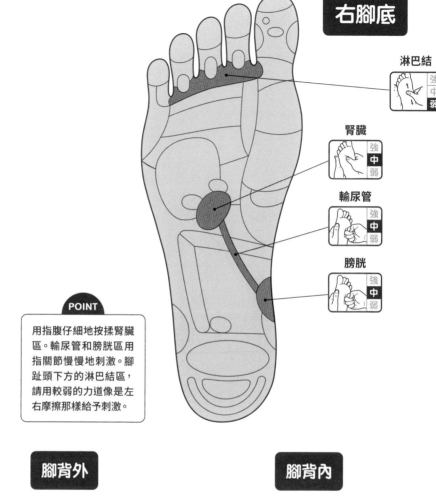

頻尿

次數減少且單次的量增加，就是恢復的徵兆

除了膀胱或輸尿管的問題之外，男性還多了一個可能，就是前列腺毛病導致的。正因為頻尿無法改善還有其他原因，所以務必要去接受專科醫生的診斷。

基準的時間
10分

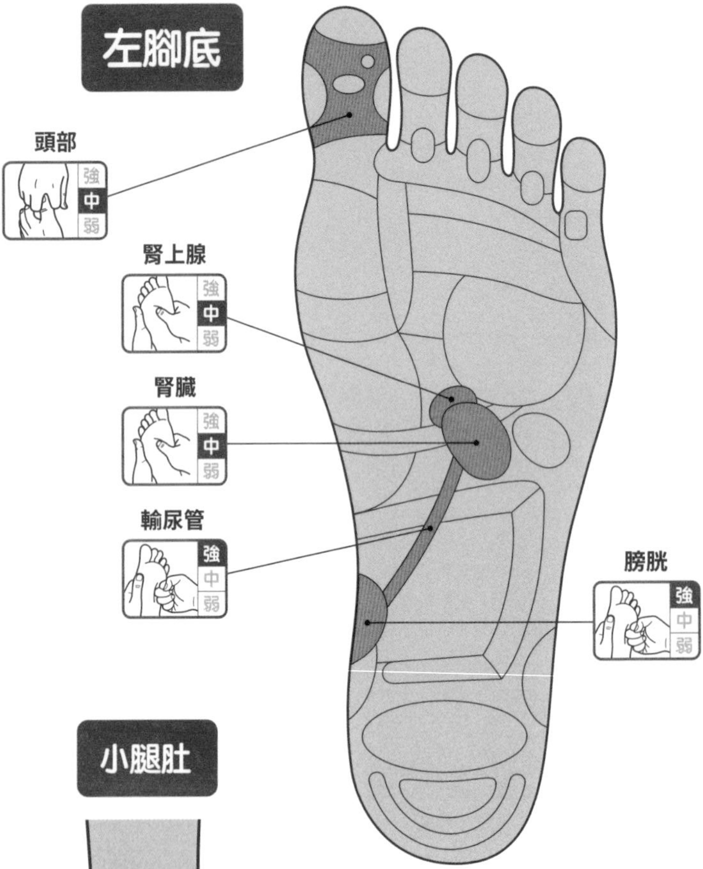
左腳底
頭部
強
中
弱
腎上腺
強
中
弱
腎臟
強
中
弱
輸尿管
強
中
弱
膀胱
強
中
弱

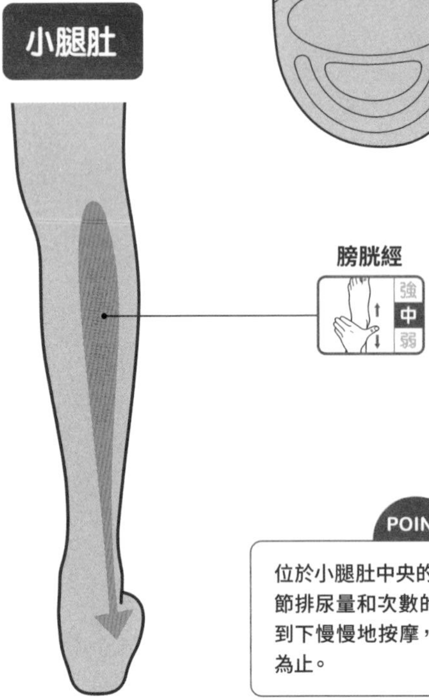
小腿肚
膀胱經
強
中
弱

POINT

位於小腿肚中央的膀胱經擁有調節排尿量和次數的效果。請由上到下慢慢地按摩，直到變得溫熱為止。

右腳底

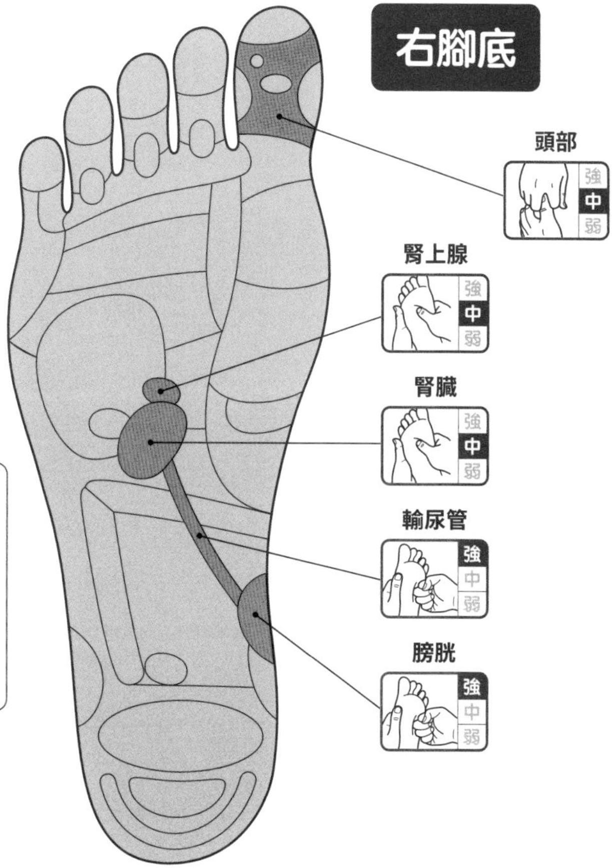
頭部
強
中
弱
腎上腺
強
中
弱
腎臟
強
中
弱
輸尿管
強
中
弱
膀胱
強
中
弱

POINT

腎上腺和腎臟區以指腹仔細地按揉。膀胱和輸尿管區以指關節慢慢地施加刺激。對頻尿有效的頭部區則是用夾住腳拇趾的方式給予刺激。

腳背內

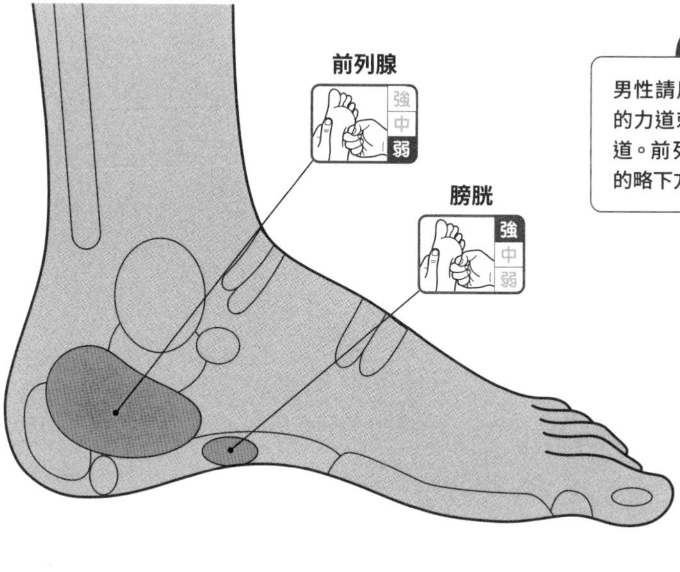
前列腺
強
中
弱
膀胱
強
中
弱

POINT

男性請用指關節以較弱的力道刺激前列腺區穴道。前列腺區位於腳踝的略下方。

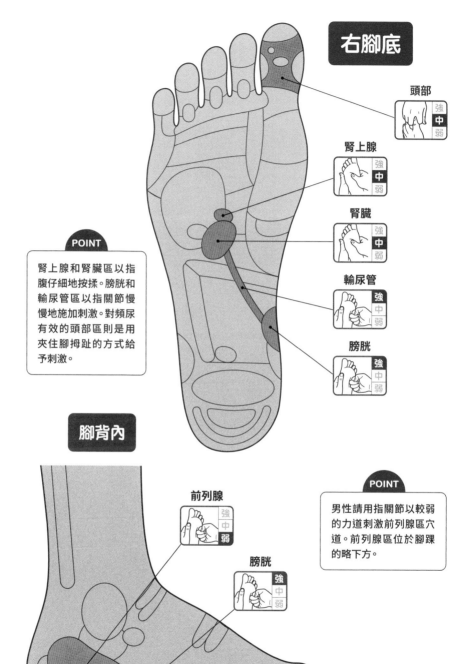

Column 3

這種時候請不要刺激穴道！

雖然穴道療法無論是誰都能輕鬆進行，也容易感受到它的效果，但是依據身體狀況不同，還是有不宜進行刺激的場合。足部的穴道即使刺激到錯誤的地方也不會產生危害，但是血液循環變好會讓臟器運作活潑化，有時也會因此帶來反效果，請務必要留意這一點。以下這些場合，請不要進行穴道的刺激。

●足部長了東西，或是有受傷、傷口等情況。

●活動性結核病

●咳血或嘔吐後

●才剛發生腦出血、腦血栓沒多久

●重度腎臟問題或心臟病

●心律不整

●體溫38度以上

●長期服用荷爾蒙劑

●懷孕期間

PART 5

對心臟與內臟的不適有效的穴道

心臟與內臟的不適
01

高血壓

刺激有即時效果的穴道進行改善和預防

請習慣性地刺激穴道、進行按摩，藉此來控制血壓吧。腎臟系的穴道具有即時效果，頸部和扁桃腺區也是在預防和穩定血壓方面有效果的穴道。

基準的時間
10分

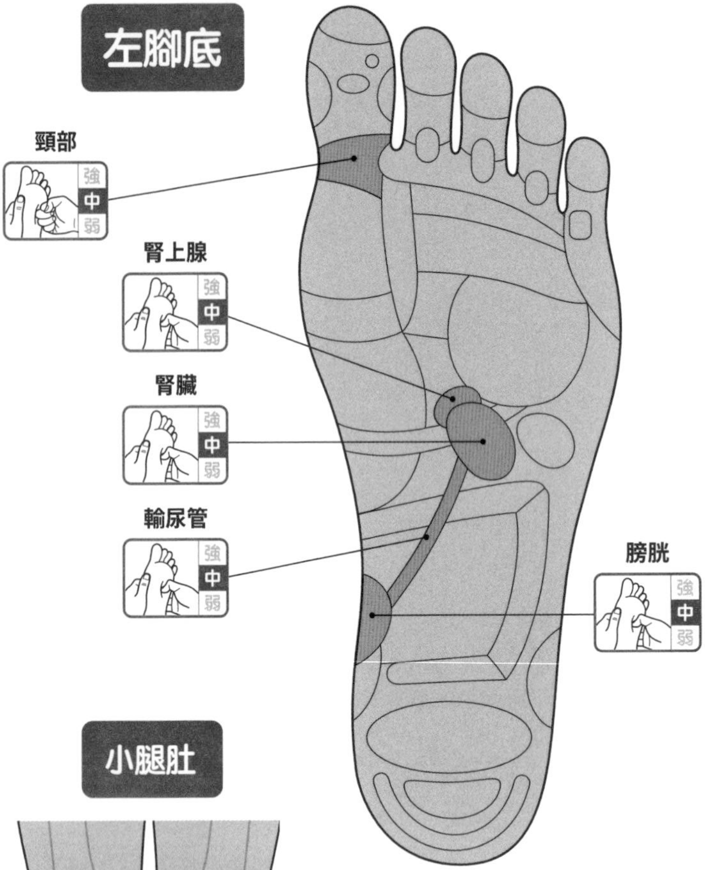
左腳底
頸部
強
中
弱
腎上腺
強
中
弱
腎臟
強
中
弱
輸尿管
強
中
弱
膀胱
強
中
弱

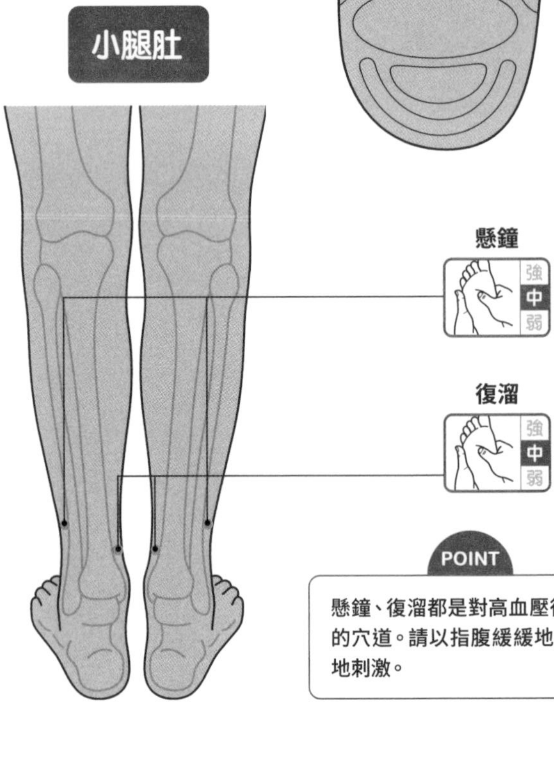
小腿肚
懸鐘
強
中
弱
復溜
強
中
弱

POINT

懸鐘、復溜都是對高血壓很有效的穴道。請以指腹緩緩地、仔細地刺激。

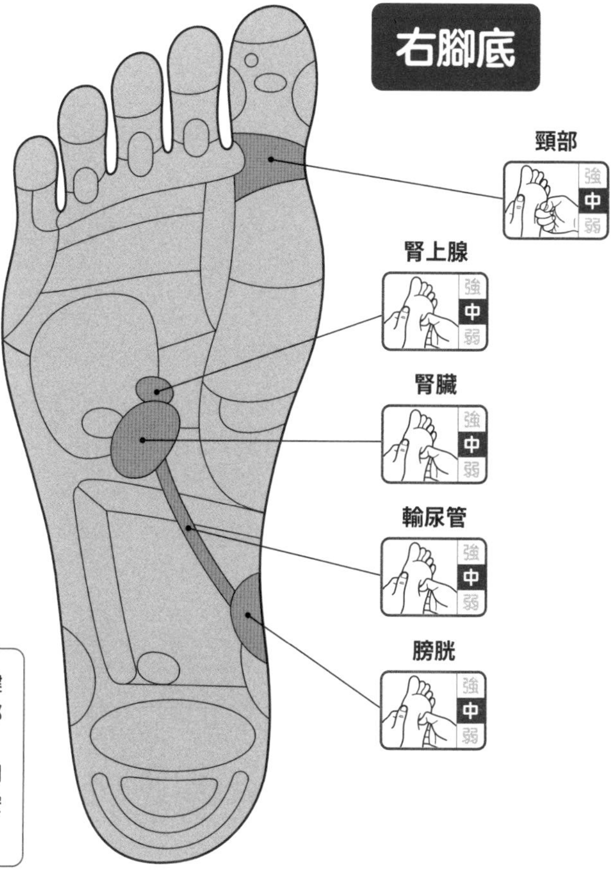

POINT

先請稍微花點時間，用鍵字拇指像是左右按壓那樣依序對腎上腺、腎臟、輸尿管、膀胱區施加刺激。接著用指關節以按壓的感覺，刺激頸部區。

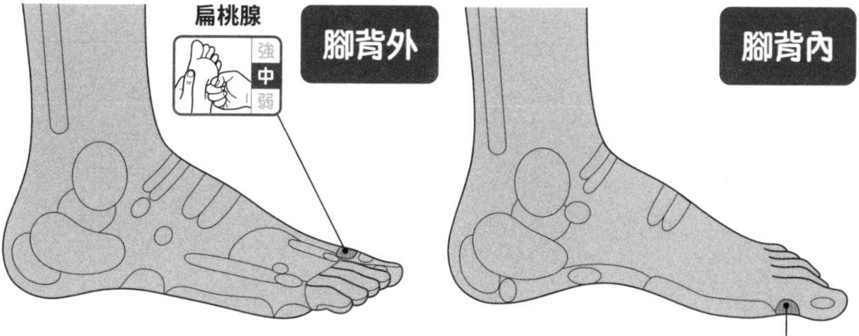

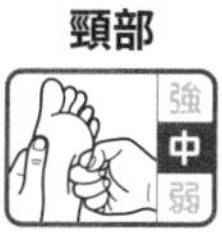

POINT

用指關節以按壓的感覺刺激頸部區。接著同樣用指關節像是上下摩擦那樣刺激扁桃腺區。

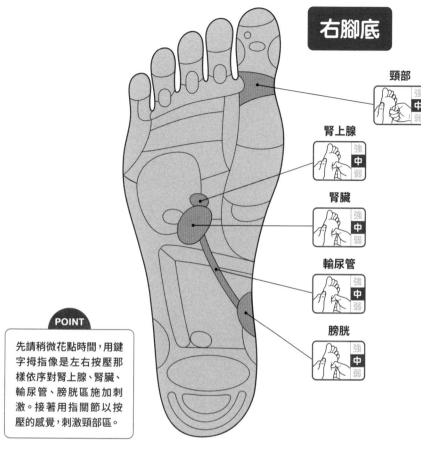

低血壓

對腎臟系刺激，提升代謝並促進血液循環

對腎臟系的穴道進行刺激。這有助循環系統運作、提升代謝機能、緩和血液送至末梢的症狀。這個反射區對貧血也有效果。

基準的時間
10分

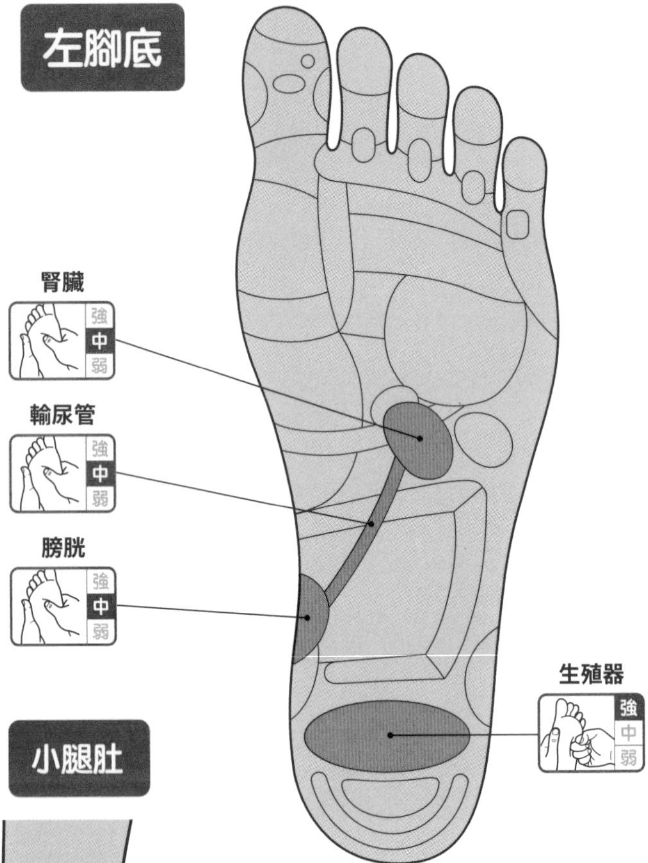

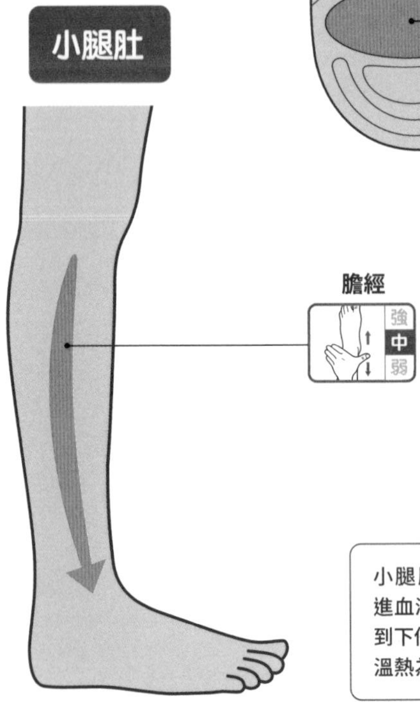

POINT

小腿肚外側的膽經擁有促進血液循環的效果。請由上到下仔細地按摩，直到變得溫熱為止。

右腳底

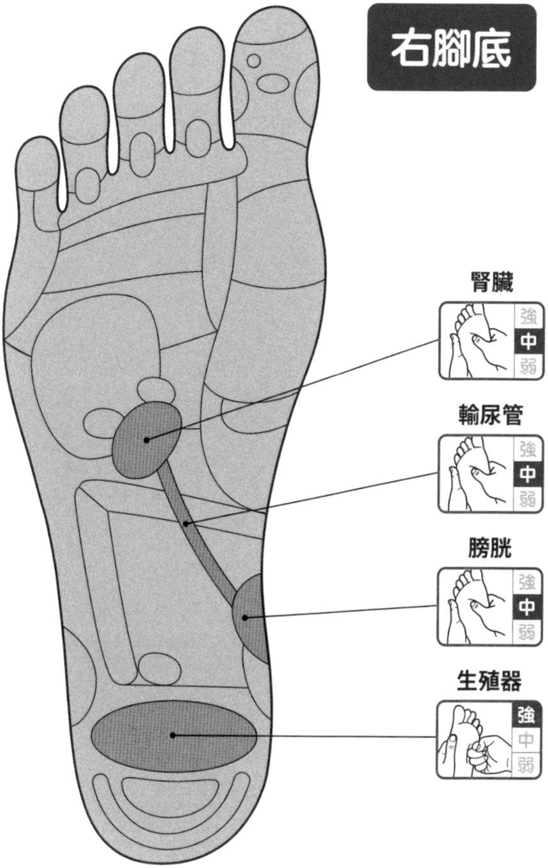
右腳底
腎臟
強
中
弱
輸尿管
強
中
弱
膀胱
強
中
弱
生殖器
強
中
弱

POINT

首先用指腹，以普通的力道，並且用較長的時間按揉腎臟、輸尿管、膀胱區。而生殖器區穴道一帶的皮較厚，請用指關節或棒子施以較強的刺激。

腳背外

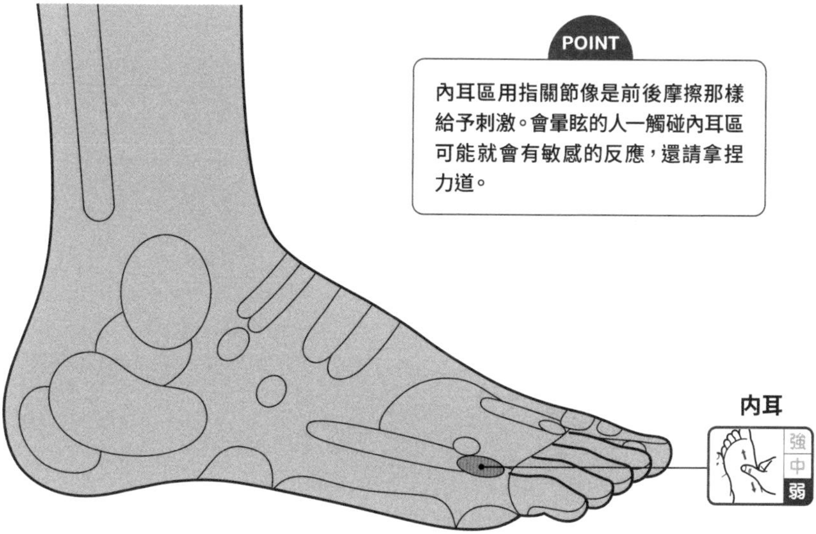
內耳
強
中
弱

POINT

內耳區用指關節像是前後摩擦那樣給予刺激。會暈眩的人一觸碰內耳區可能就會有敏感的反應，還請拿捏力道。

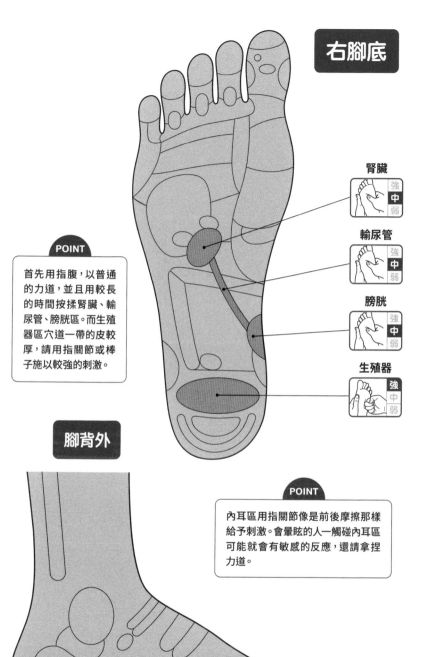

血糖值與糖尿病

靠限制醣類和胰臟區穴道來防止惡化

胰島素是由胰臟分泌的，因此請先刺激胰臟區的穴道。接著，為了提高飲食療法的效用，所以要刺激胃和十二指腸區的穴道。而飲食是以限制醣類為前提。

基準的時間
10分

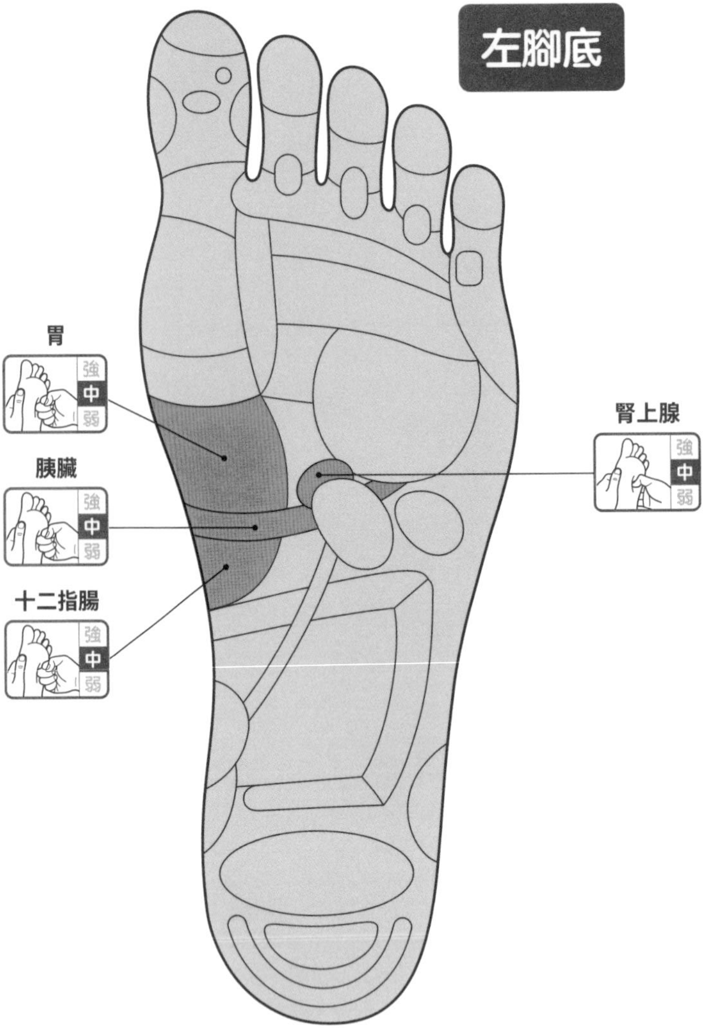

POINT

最初用指關節以普通的力道，像是左右摩擦那樣刺激胰臟區穴道。接著請用同樣的方式刺激胃和十二指腸區。最後用鍵字拇指刺激腎上腺區。

1 刺激穴道的 方法與技術的

2 對常見的身體 不適有效的穴道

3 對上半身的不適 有效的穴道

4 對下半身的不適 有效的穴道

5 對心臟與內臟的 不適有效的穴道

6 對增齡造成的 不適有效的穴道

右腳底

胃

胰臟

十二指腸

腎上腺

小腿肚

承筋

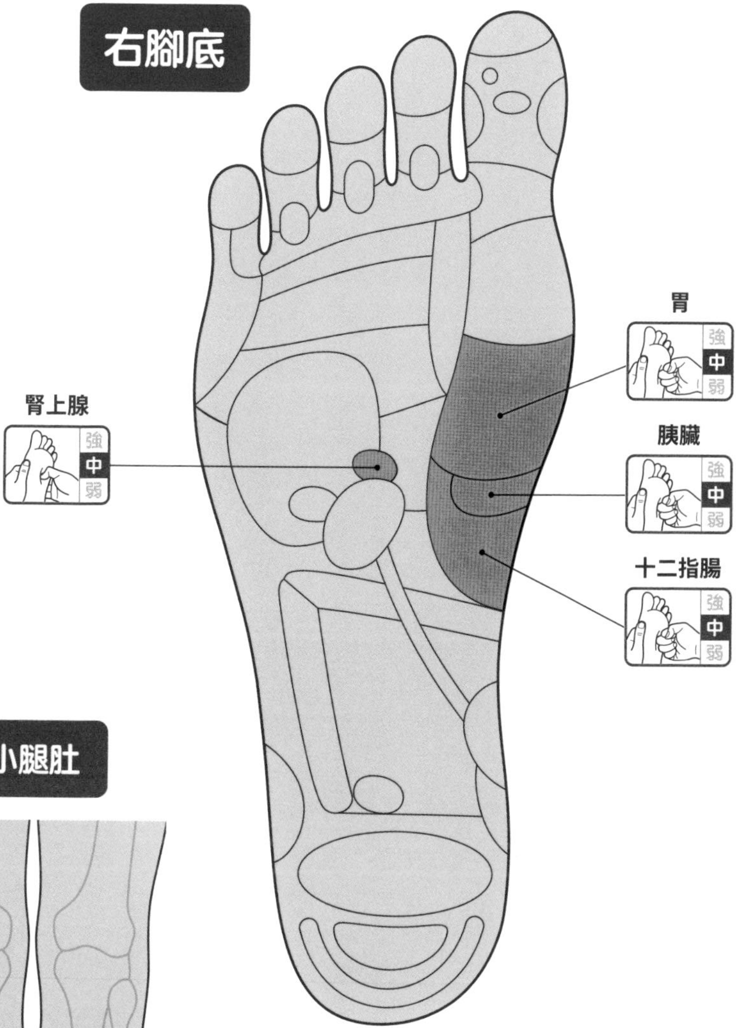

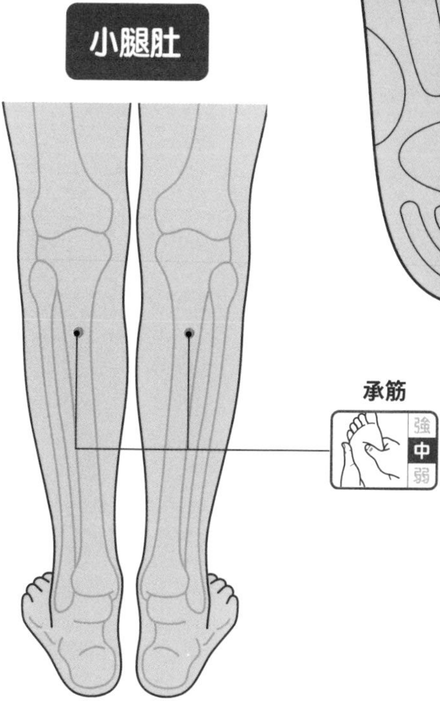

POINT

承筋是對胰臟有效果的穴道。藉由防範老廢物質的堆積，可期待讓胰島素分泌恢復正常的效果。請務必要刺激看看。

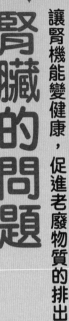

腎臟的問題

讓腎機能變健康，促進老廢物質的排出

如果腎臟機能受損的話，就會在處理毒物和多餘鹽分的時候出現問題。請刺激對腎臟有效果的穴道以提升腎臟機能。請讓平時的刺激成為習慣吧。

基準的時間

10分

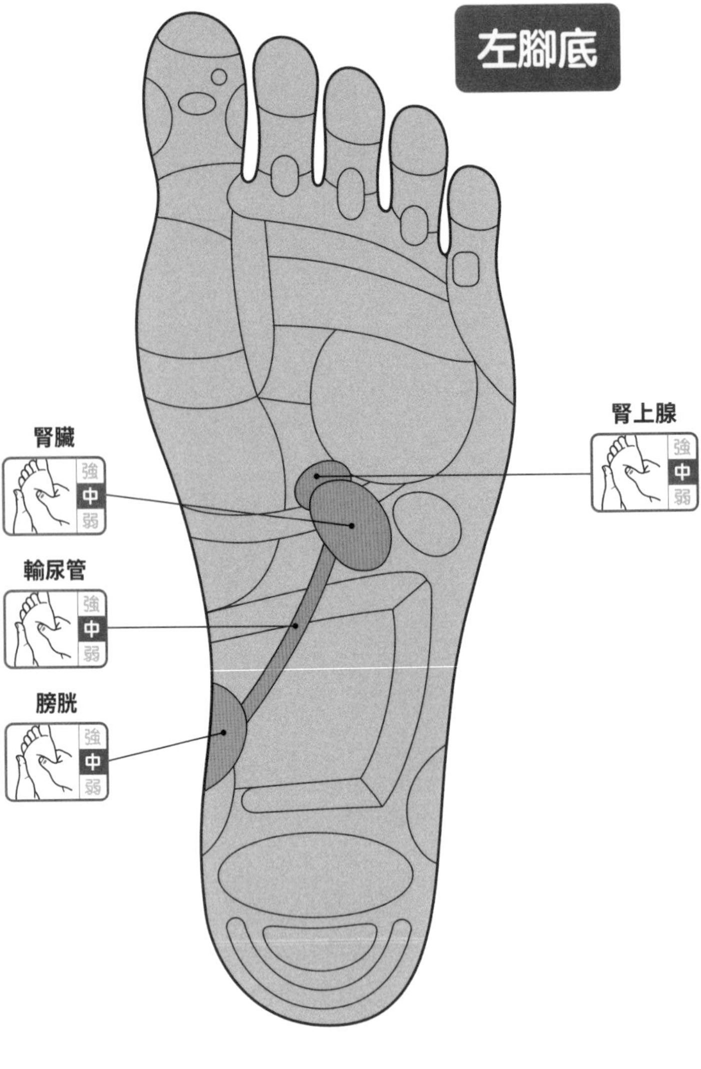

POINT

用指腹從腎上腺區開始依序按揉。最初可從5分鐘左右開始，再逐漸延長時間。腳底踩踏高爾夫球等物品來進行刺激也是有效的。

1 刺激穴道的方法與技術

2 對常見的身體不適有效的穴道

3 對上半身的不適有效的穴道

4 對下半身的不適有效的穴道

5 對心臟與內臟的不適有效的穴道

6 對增齡造成的不適有效的穴道

右腳底

腎上腺

腎臟

輸尿管

膀胱

小腿肚

太谿

POINT

太谿擁有讓腎功能活性化的效果，請仔細地施加刺激。刺激之後尿量會增加，氣味也會變較強，這是腎臟機能提升的表現。

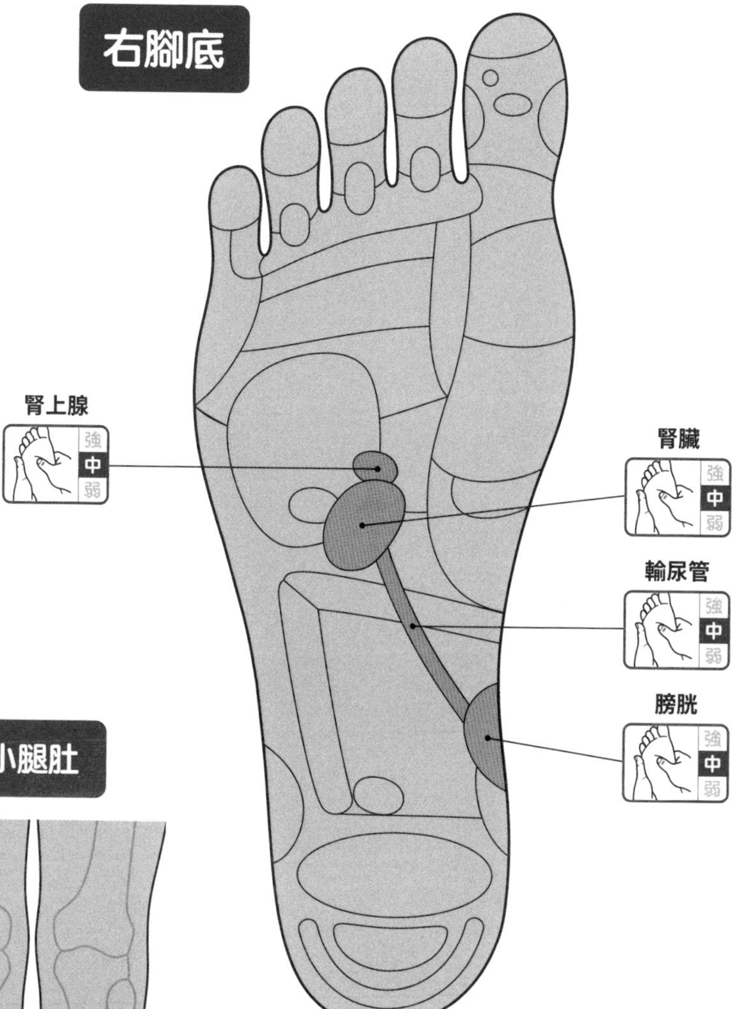

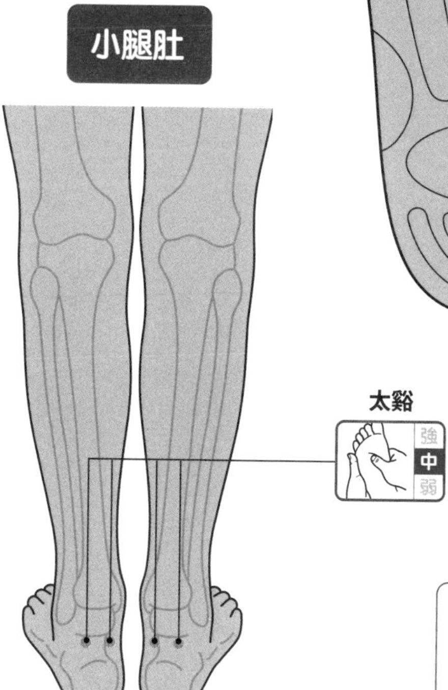

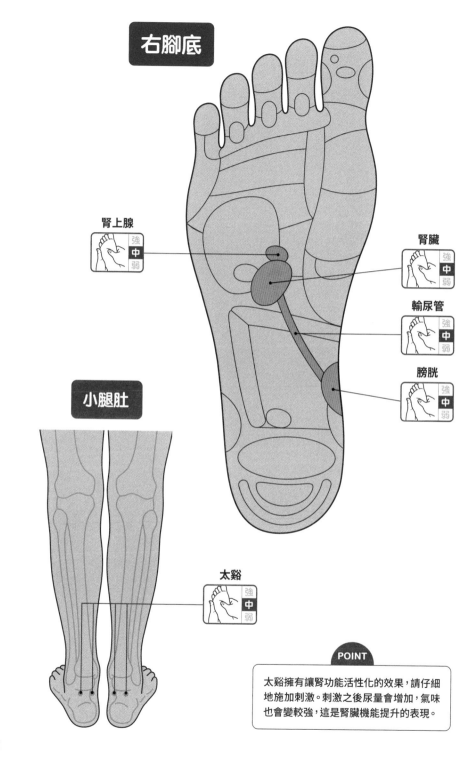

肝臟的問題

照護肝臟這個勞動者，使其不感疲憊

肝炎、肝硬化等都是可能危及性命的重大疾病。請刺激對肝臟有效用的穴道，促進疲憊肝臟的活性化吧。養成每晚睡前進行的習慣，就會更有效。

基準的時間

5分

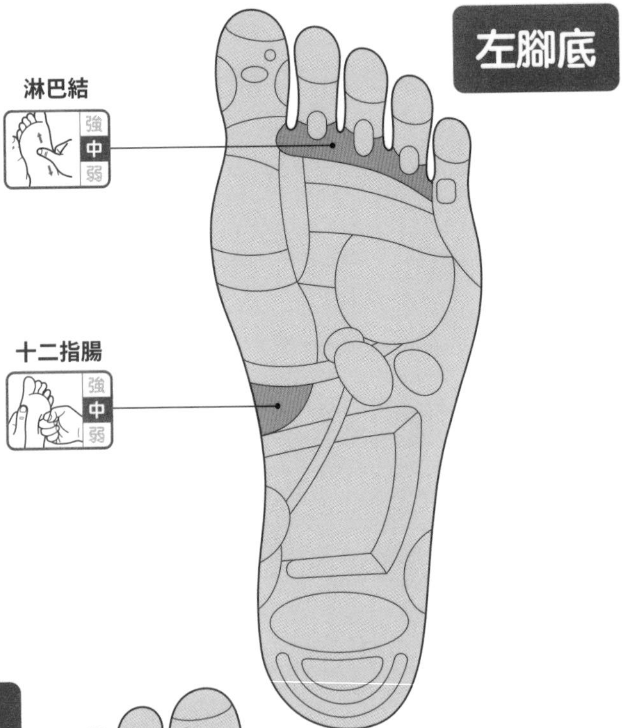
左腳底
淋巴結
強
中
弱
十二指腸
強
中
弱

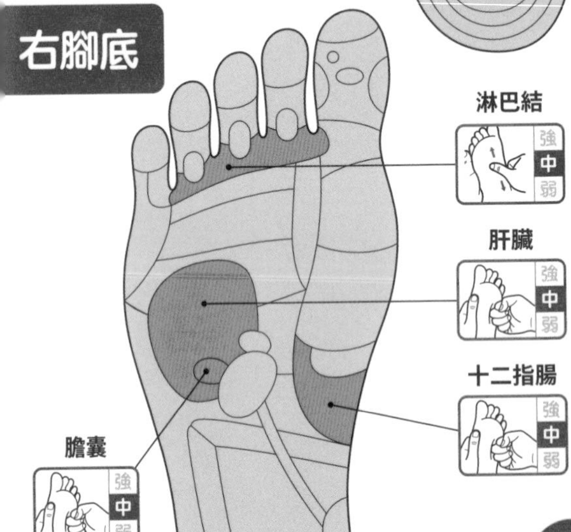
右腳底
淋巴結
強
中
弱
肝臟
強
中
弱
十二指腸
強
中
弱
膽囊
強
中
弱

POINT

用指關節以普通的力道按壓。肝臟區上下按揉。膽囊和十二指腸區則用揉的方式給予刺激。淋巴結區就以像是在摩擦腳趾頭間那樣施以刺激。

1 刺激穴道的方法與技術

2 對常見的身體不適有效的穴道

3 對上半身的不適有效的穴道

4 對下半身的不適有效的穴道

5 對心臟與內臟的不適有效的穴道

6 對增齡造成的不適有效的穴道

腳背外

膽囊

淋巴結

腳背內

淋巴結

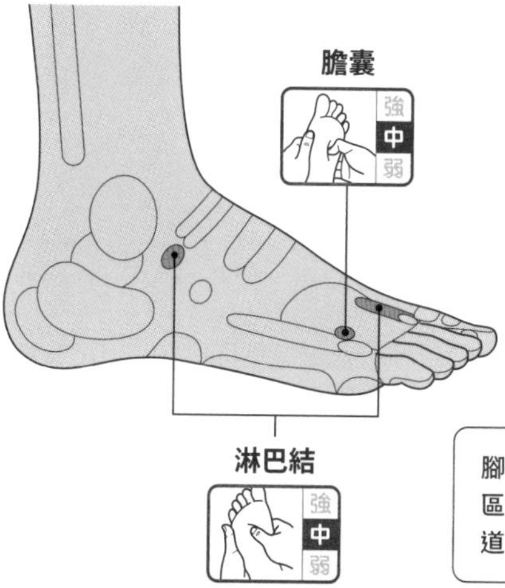

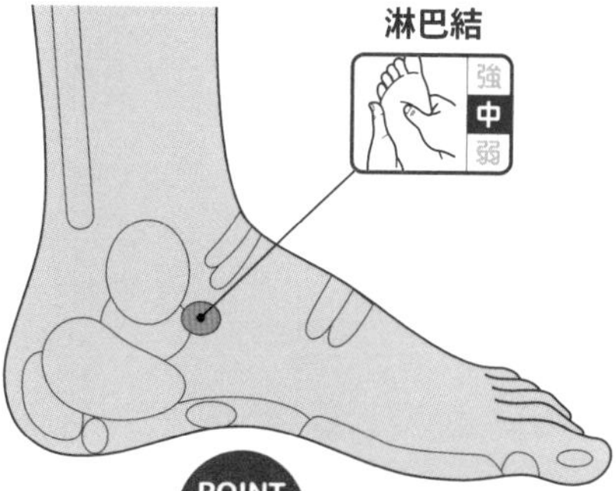

POINT

腳背的淋巴結區以指腹按揉。腳背的膽囊區穴道只存在於右腳，以鍵字拇指按壓穴道，給予刺激。

小腿

曲泉

肝經

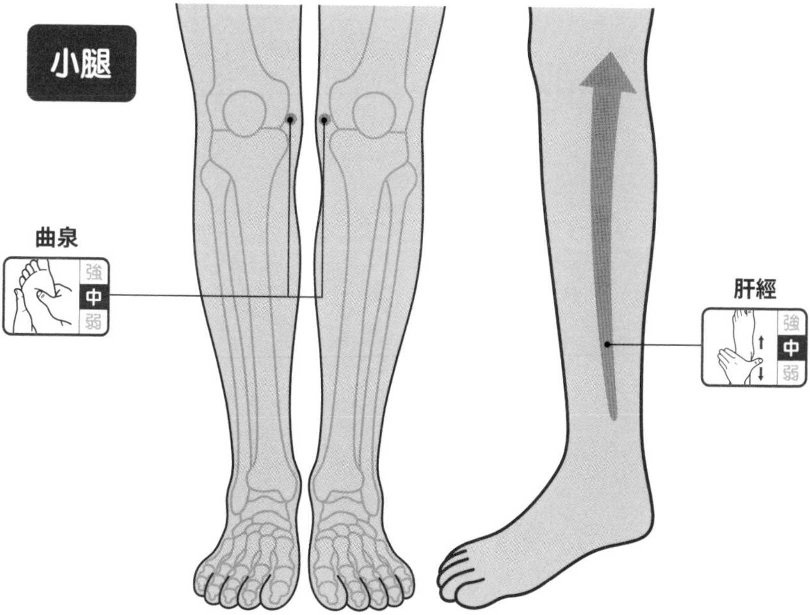

POINT

據說曲泉擁有修復肝臟機能、抑制肝炎等效果，請確實給予刺激。肝經則是由下往上按摩。

慢性胃炎

藉由刺激穴道來修復胃黏膜，緩解胃炎

胃部黏膜出毛病時，就會引發各式各樣的慢性胃炎。其中最常見的，就是黏膜本身萎縮變薄所引起的萎縮性胃炎。請透過刺激穴道來改善吧。

基準的時間

10分

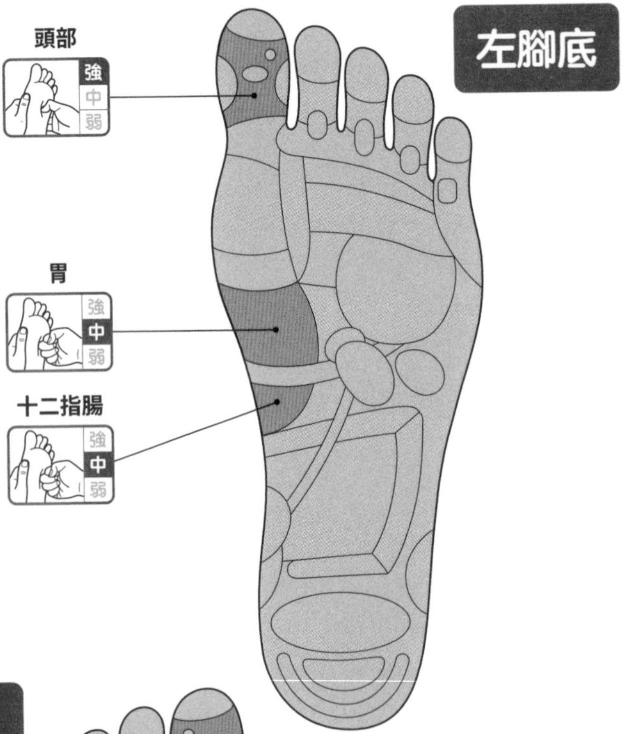
左腳底
頭部
強
中
弱
胃
強
中
弱
十二指腸
強
中
弱

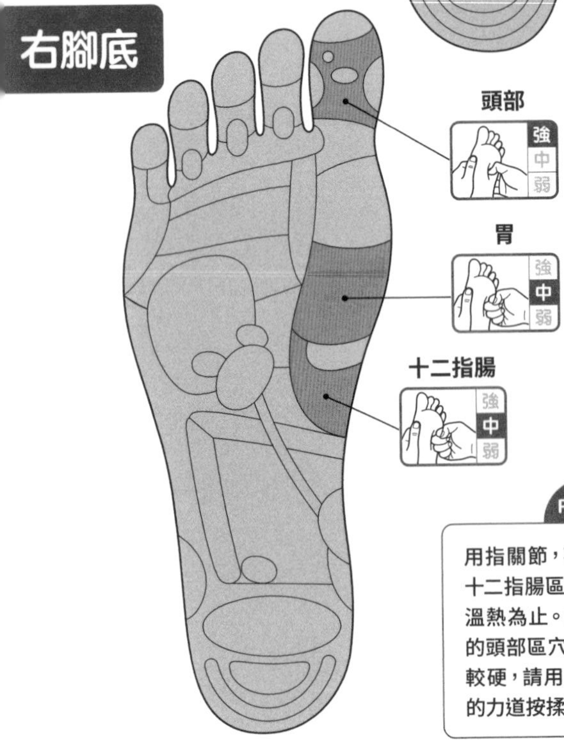
右腳底
頭部
強
中
弱
胃
強
中
弱
十二指腸
強
中
弱

POINT

用指關節，花點時間對胃和十二指腸區仔細按揉到變得溫熱為止。位於腳拇趾背面的頭部區穴道一帶因為皮比較硬，請用鍵字拇指以較強的力道按揉。

腳背外

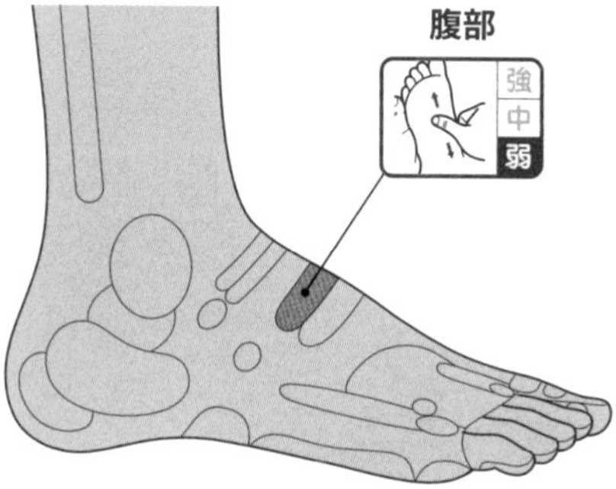
腹部
強
中
弱

腳背內

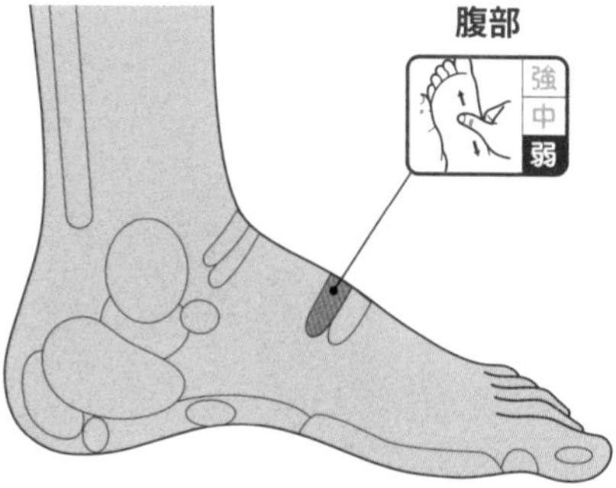
腹部
強
中
弱

POINT

位於腳背上部的腹部區，請用摩擦的形式，輕柔地給予刺激直到變得溫熱為止。

小腿

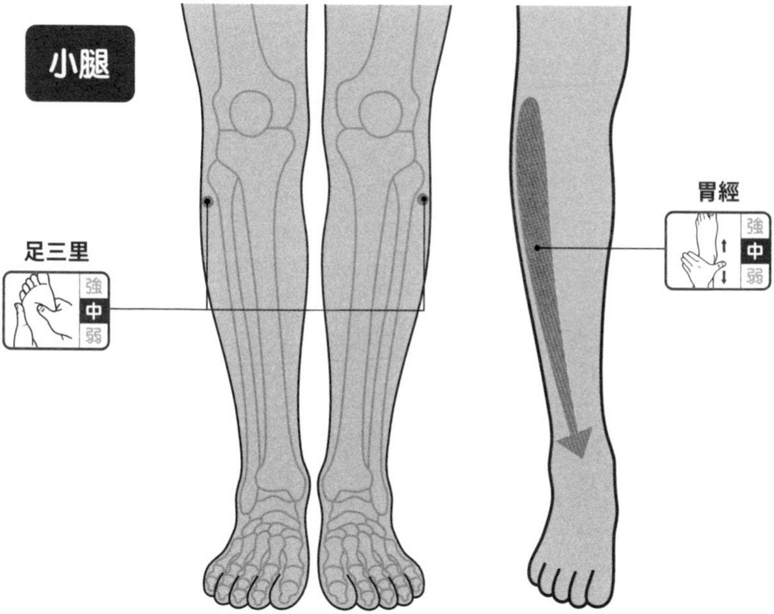
足三里
強
中
弱
胃經
強
中
弱

POINT

足三里是對慢性胃炎有效的穴道。請以指腹仔細地給予刺激。對胃痛和消化不良有效的胃經，請由上往下按摩到變得溫熱為止。

心臟的問題

過40歲後要讓刺激心臟相關穴道成為習慣

心臟的問題不會突然就冒出來，過了40歲之後，就會漸漸有症狀出現。請習慣性地去刺激穴道，注重心臟的健康維護吧。

基準的時間

10分

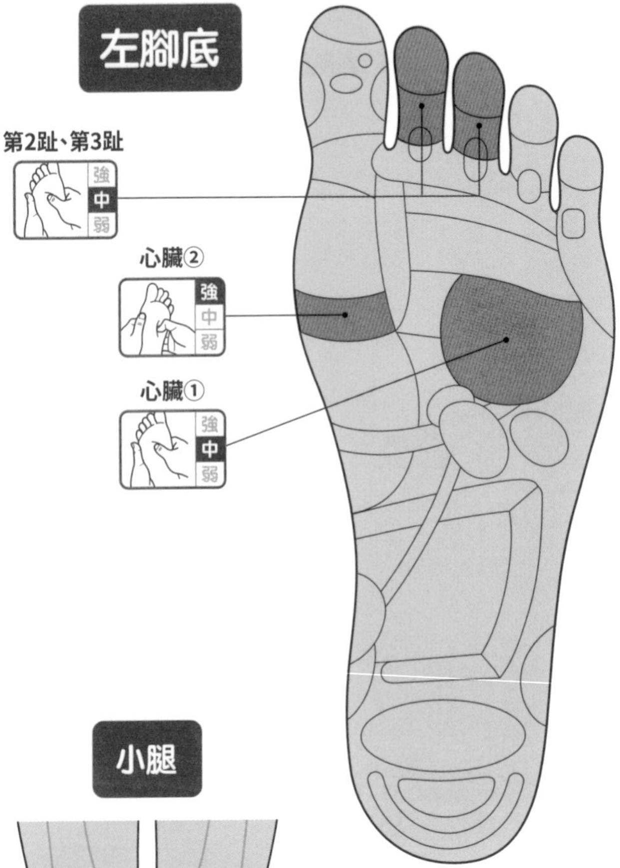
左腳底
第2趾、第3趾
強
中
弱
心臟②
強
中
弱
心臟①
強
中
弱

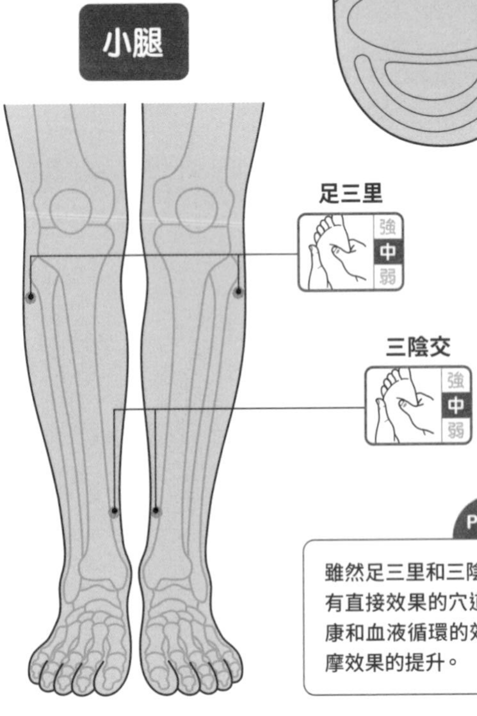
小腿
足三里
強
中
弱
三陰交
強
中
弱

POINT

雖然足三里和三陰交都不是對心臟問題有直接效果的穴道，但擁有促進全身健康和血液循環的效用。可以幫助腳底按摩效果的提升。

右腳底

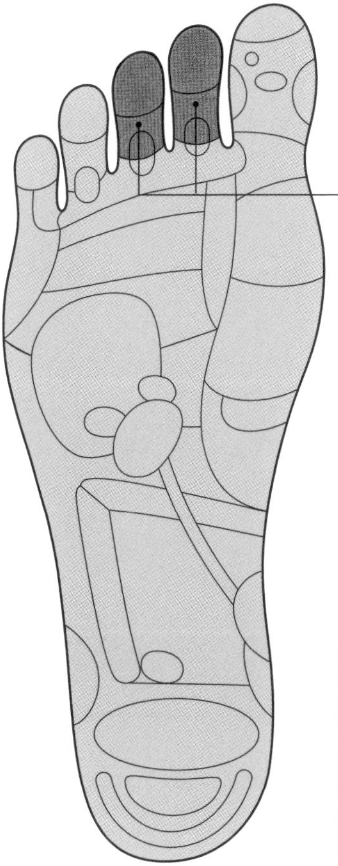

第2趾、第3趾

POINT

用指腹按壓心臟①區大概5分鐘，請確實地按揉。接著再用鍵字拇指大力按壓腳拇趾下方的心臟②區。最後按揉第2趾、第3趾的區域。

腳背外

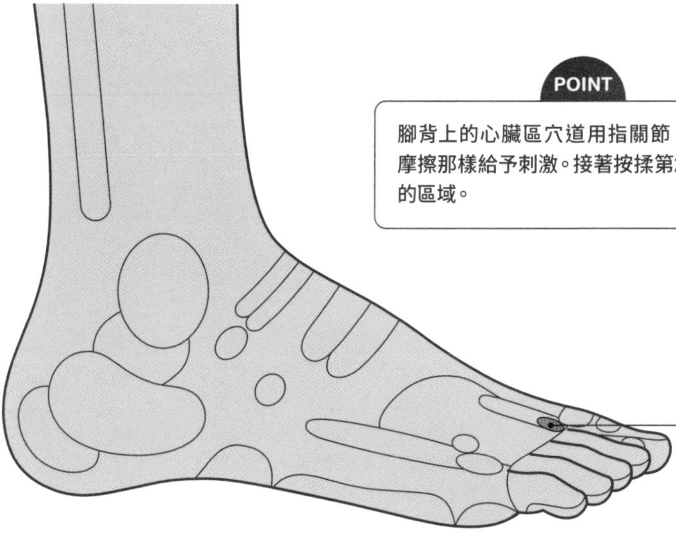

POINT

腳背上的心臟區穴道用指關節，像是前後摩擦那樣給予刺激。接著按揉第2趾、第3趾的區域。

心臟

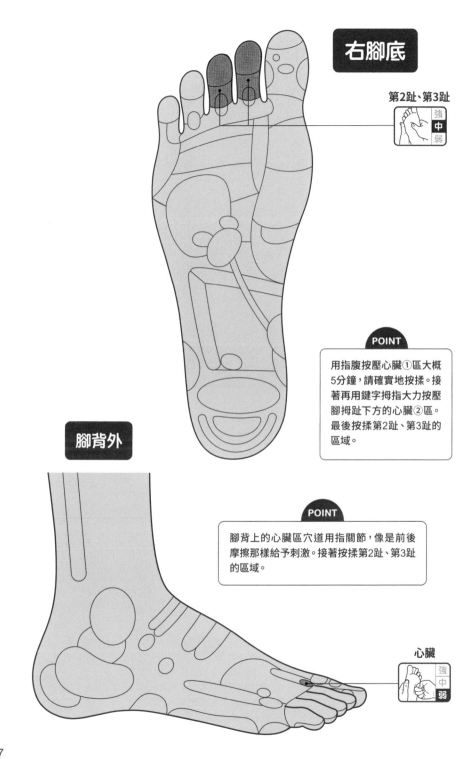

自律神經失調

藉由刺激穴道來調整自律神經

如果被診斷為自律神經失調，就會開出精神安定劑等處方。在演變成這樣之前，請刺激能調節內心和身體平衡的穴道來尋求恢復吧。請在每天睡覺前實踐看看。

基準的時間
10分

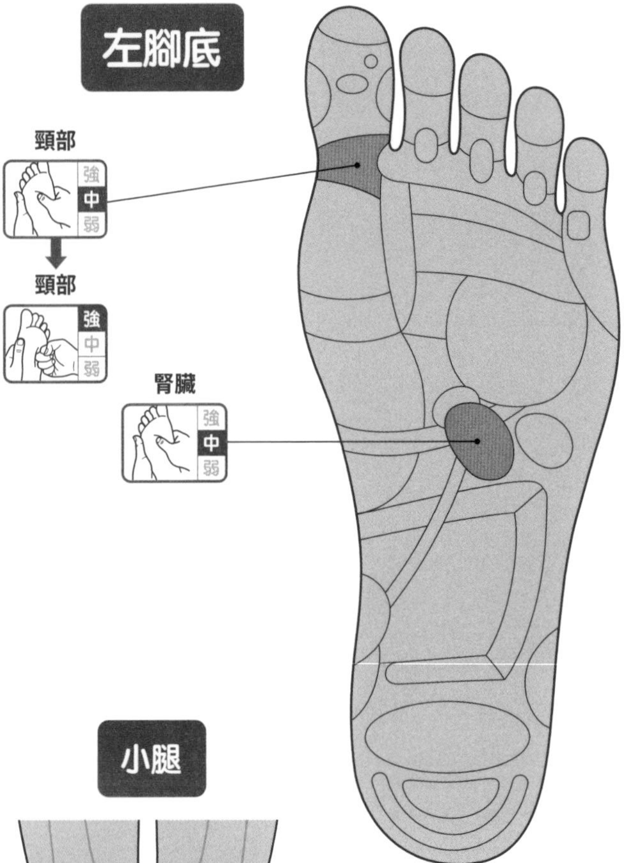

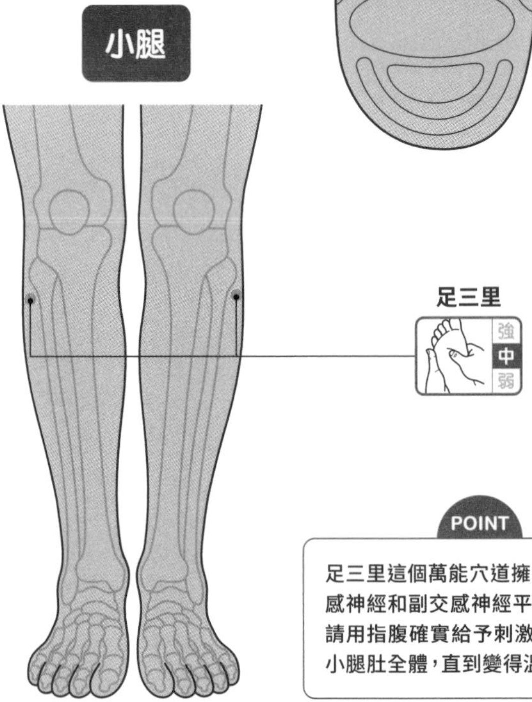

POINT

足三里這個萬能穴道擁有能調整交感神經和副交感神經平衡的效果。請用指腹確實給予刺激。最後按摩小腿肚全體，直到變得溫熱為止。

1 刺激穴道的方法與技術

2 對常見的身體不適有效的穴道

3 對上半身的不適有效的穴道

4 對下半身的不適有效的穴道

5 對心臟與內臟的不適有效的穴道

6 對增齡造成的不適有效的穴道

右腳底

頸部

頸部

腎臟

POINT

最初用指腹以普通的力道按揉頸部區穴道。變得溫熱後，用指關節施以較強的刺激。腎臟區用指腹緩緩地、仔細地按揉。

小腿和小腿肚

全體

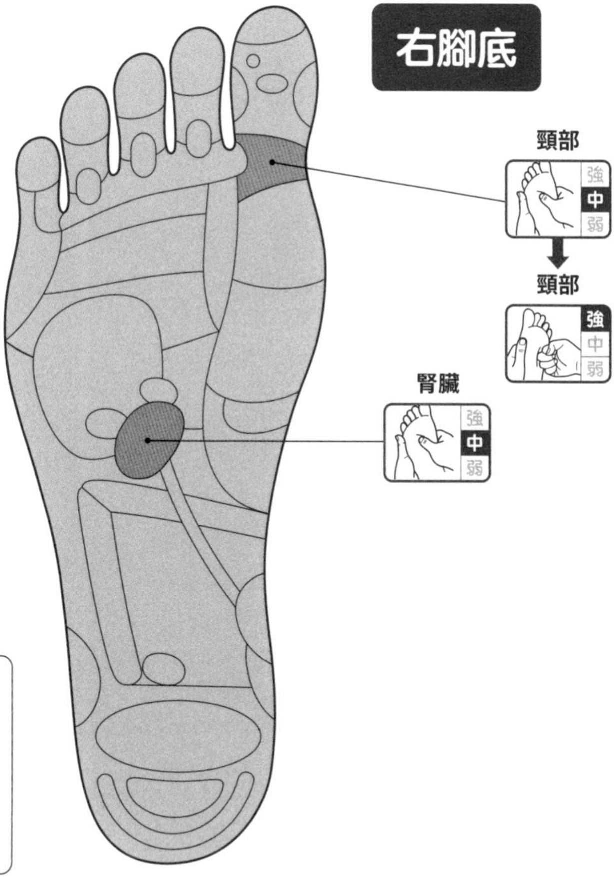

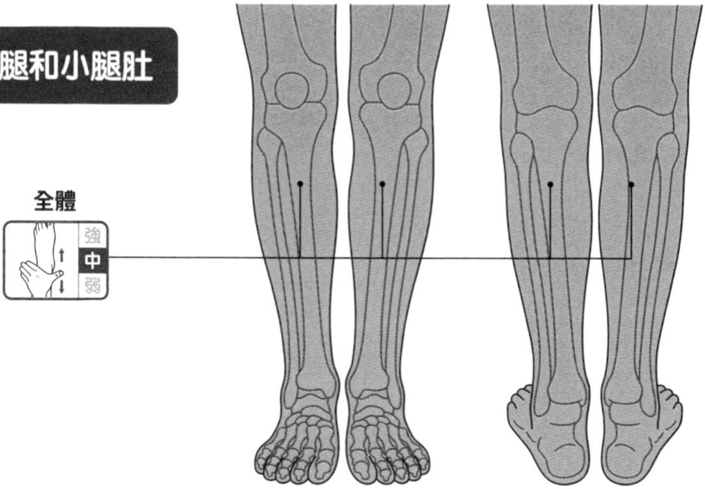

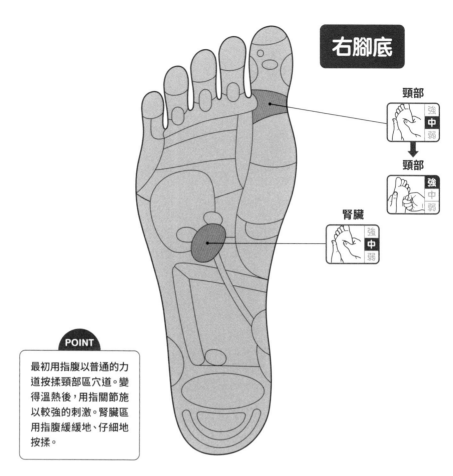

神經痛

確實做好穴道刺激以減輕疼痛

對神經痛有全面性效果的穴道位於胸椎、腎臟、甲狀腺區。如果是坐骨神經痛的話，小腿肚的穴道特別有效，所以請確實對全部的穴道施以刺激。

基準的時間
10分

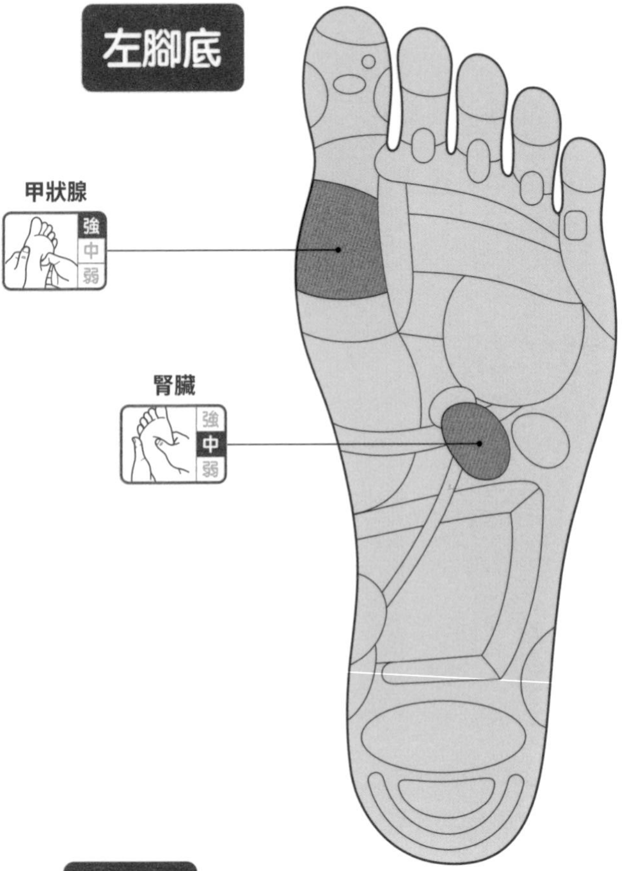
左腳底
甲狀腺
強
中
弱
腎臟
強
中
弱

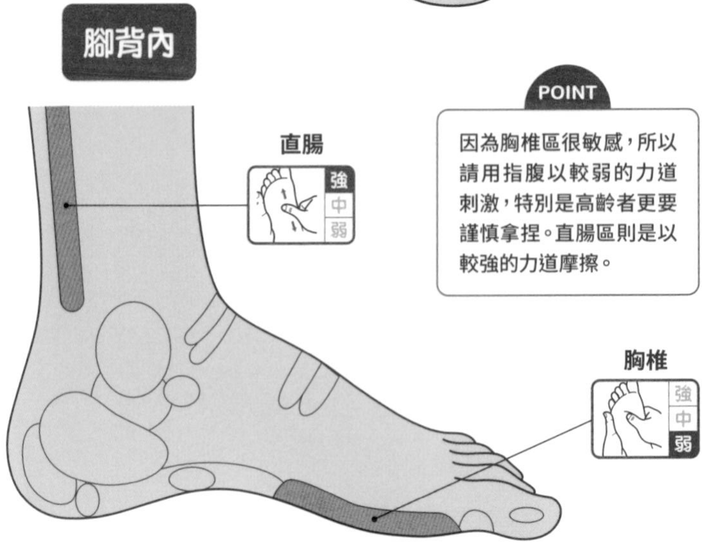
腳背內
直腸
強
中
弱
胸椎
強
中
弱

POINT

因為胸椎區很敏感，所以請用指腹以較弱的力道刺激，特別是高齡者更要謹慎拿捏。直腸區則是以較強的力道摩擦。

右腳底

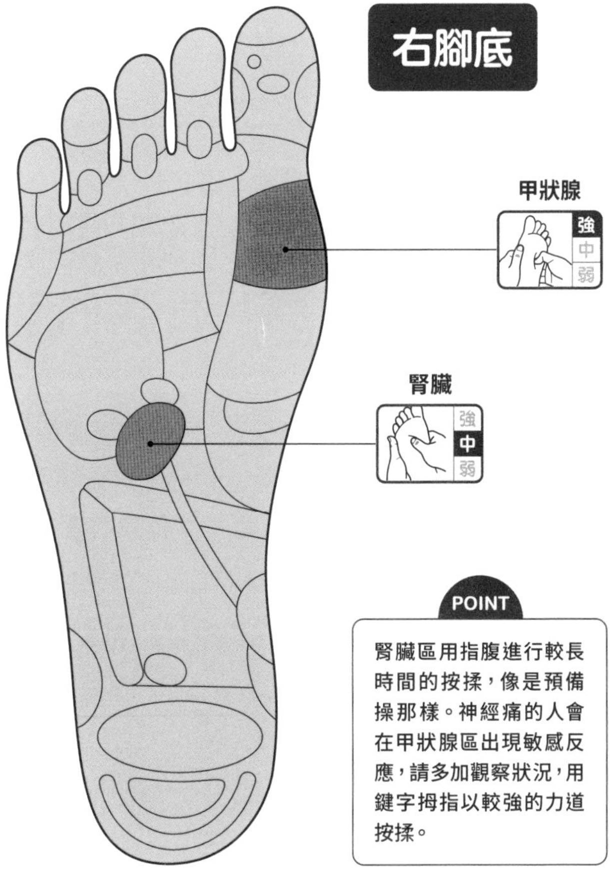
甲狀腺
強
中
弱
腎臟
強
中
弱

POINT

腎臟區用指腹進行較長時間的按揉，像是預備操那樣。神經痛的人會在甲狀腺區出現敏感反應，請多加觀察狀況，用鍵字拇指以較強的力道按揉。

小腿

小腿肚

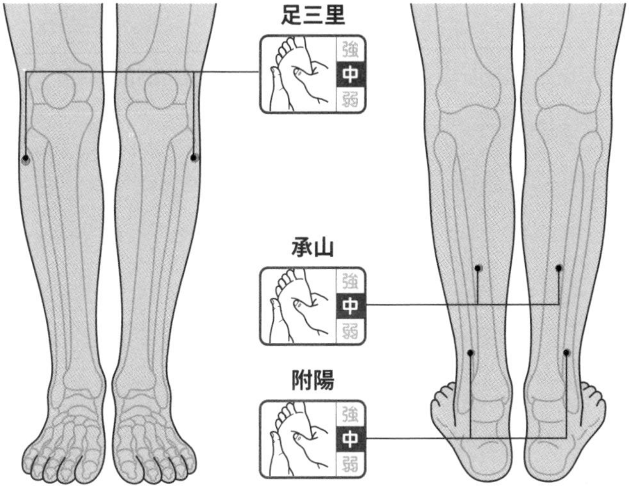
足三里
強
中
弱
承山
強
中
弱
附陽
強
中
弱

POINT

首先用指腹確實刺激小腿側邊的足三里。接著從上面開始依序用指腹緩緩地、仔細地刺激小腿肚上的穴道。

Column 4 「旋轉腳踝100次」提升刺激穴道的效果

東洋醫學中所謂的經絡，有6條通過腳踝這個地方。經絡就是氣和血的道路，也是現在所謂的代謝物質通道。腳踝的經絡無論哪一條都和重要的內臟有所關聯，所以只要刺激腳踝的話，就能帶來促進內臟活性化的效果。

旋轉腳踝就能夠透過經絡刺激內臟，促進它們的活性化。如果連同腳底的穴道依此去刺激，效果就能夠更上一層樓。

雖然坐在椅子上也沒有關係，但還是請盡可能的坐在地上，從右腳的腳踝開始做起。坐在地上，將右腳放在左腳的大腿上。右手壓住右腳的小腿，予以固定。接著用左手手指確實扣在左腳腳趾頭的縫隙，往右轉50～100圈、接著往左轉50～100圈，請慢慢地繞著大圈進行。一隻腳結束後，另一隻腳再依照同樣的模式進行。

請每天做一次，盡可能養成為每天的習慣吧。

PART 6

對增齡造成的不適有效的穴道

增齡造成的不適
01

集中力下滑

藉由深呼吸和刺激穴道讓大腦變得更清晰

恍神的時候，請用深呼吸來補充足夠的氧氣吧。同時也請藉由腳底按摩的刺激讓大腦活性化，找回集中力。療癒大腦疲憊的重點，就在頭部和頸部區域。

基準的時間
5分

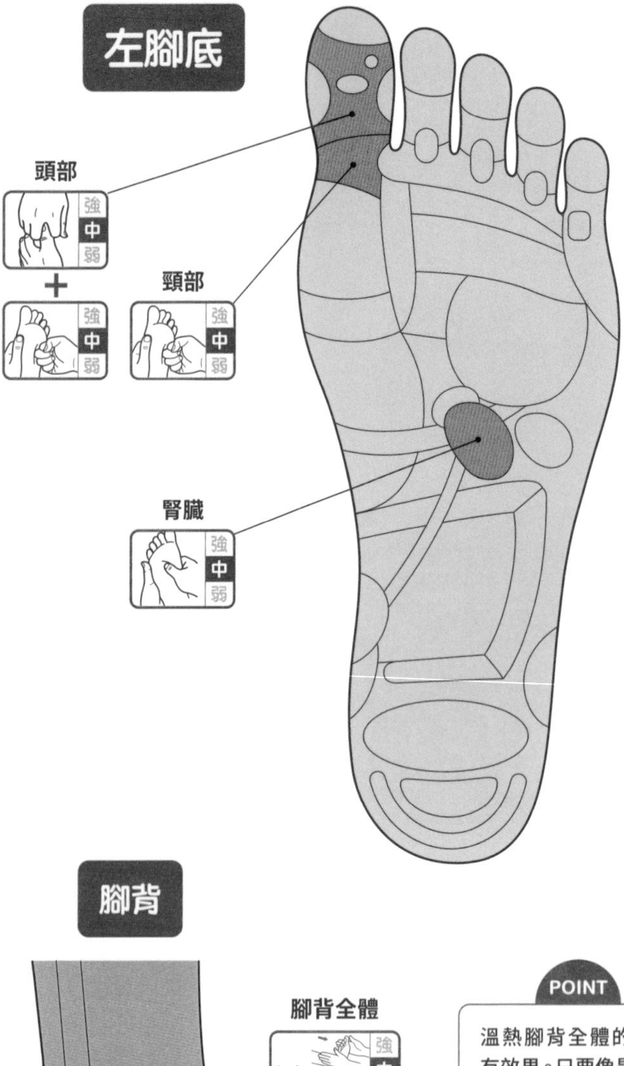

左腳底
頭部
強
中
弱
+
頸部
強
中
弱
腎臟
強
中
弱

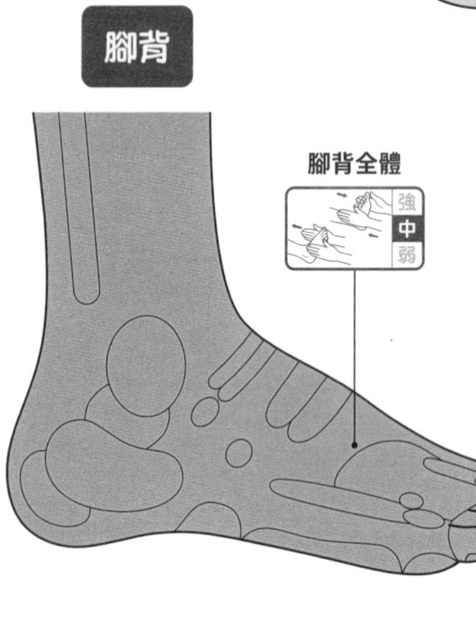

腳背
腳背全體
強
中
弱

POINT

溫熱腳背全體的話也有效果。只要像是在溫熱腳踝以下部分進行鑽木式按摩即可。

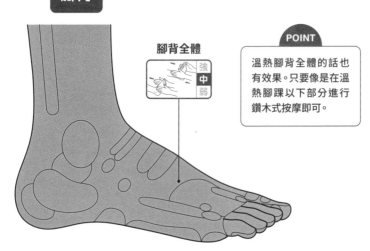

右腳底

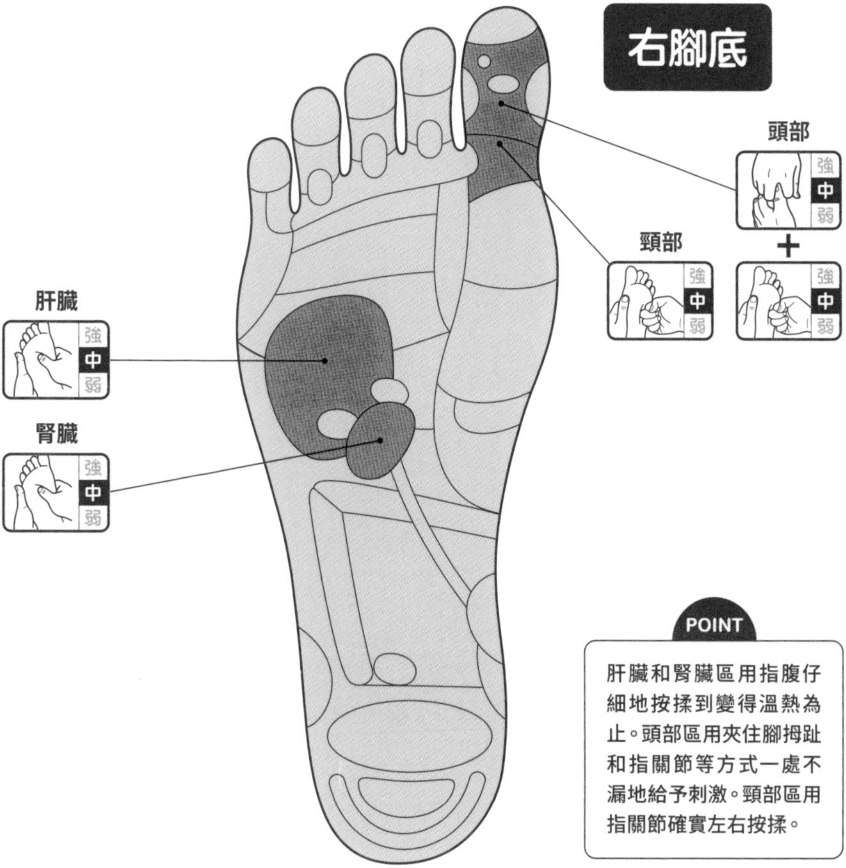
頭部
強
中
弱
頸部
強
中
弱
+
強
中
弱
肝臟
強
中
弱
腎臟
強
中
弱

POINT

肝臟和腎臟區用指腹仔細地按揉到變得溫熱為止。頭部區用夾住腳拇趾和指關節等方式一處不漏地給予刺激。頸部區用指關節確實左右按揉。

小腿

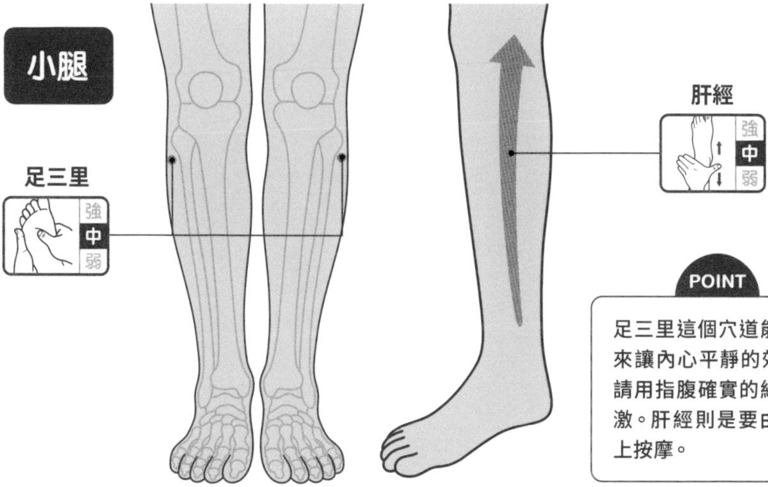
足三里
強
中
弱
肝經
強
中
弱

POINT

足三里這個穴道能夠帶來讓內心平靜的效果。請用指腹確實的給予刺激。肝經則是要由下往上按摩。

過瘦

刺激肝臟和消化器官區，打造健康身體

因為胃下垂或精神性的食慾不振而偏瘦的人，就可能因而罹患重大疾病。請刺激穴道以提升代謝、消除壓力，維持健康的體重吧。

基準的時間
10分

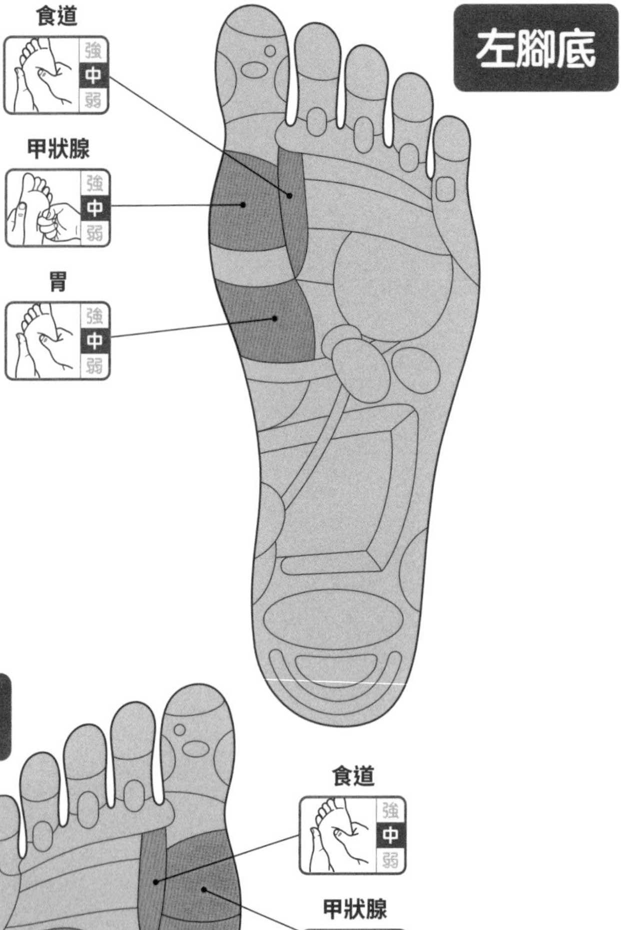
左腳底
食道
強
中
弱
甲狀腺
強
中
弱
胃
強
中
弱

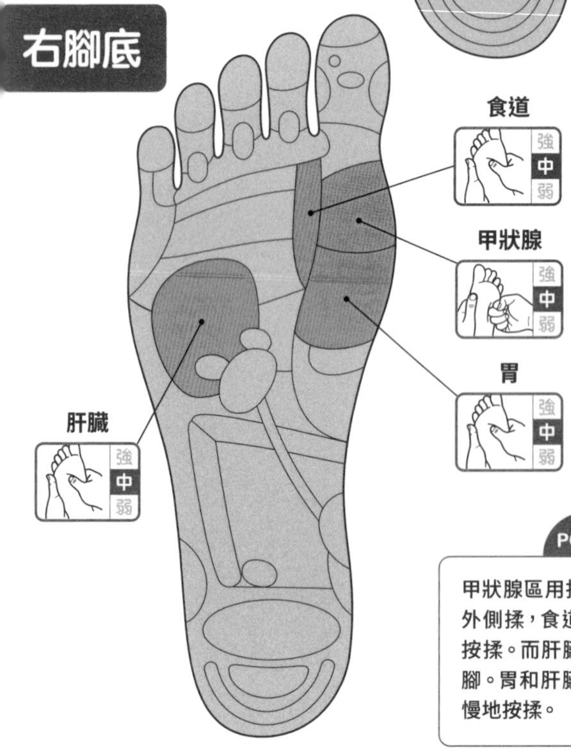
右腳底
食道
強
中
弱
甲狀腺
強
中
弱
胃
強
中
弱
肝臟
強
中
弱

POINT

甲狀腺區用指關節從內側往外側揉，食道區則是仔細地按揉。而肝臟區只存在於右腳。胃和肝臟區請用指腹慢慢地按揉。

腳背外

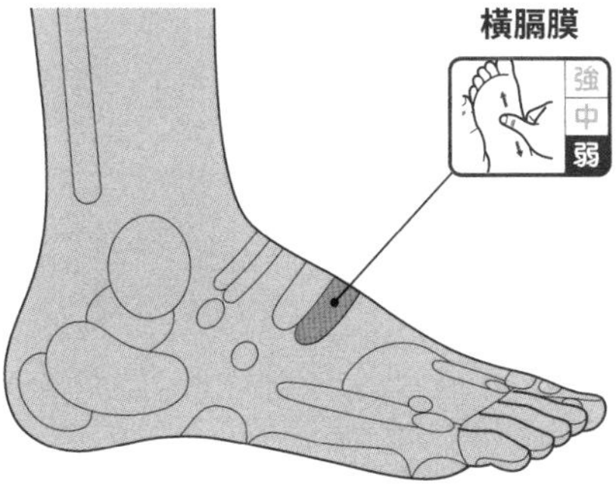
橫膈膜
強
中
弱

腳背內

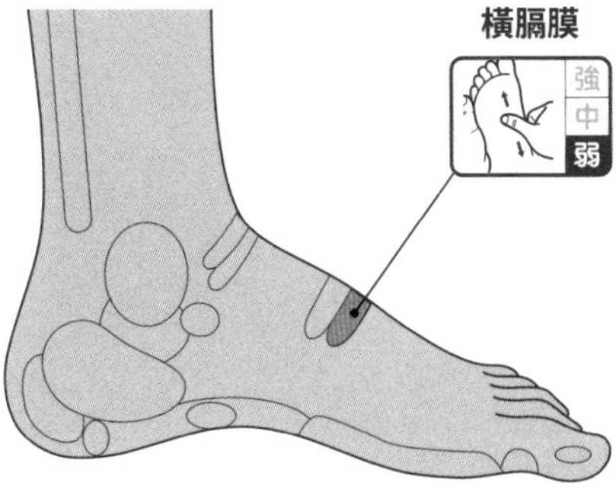
橫膈膜
強
中
弱

POINT

橫膈膜區像是左右慢慢摩擦那樣給予刺激，直到左右腳的腳背都變得溫熱為止。

小腿

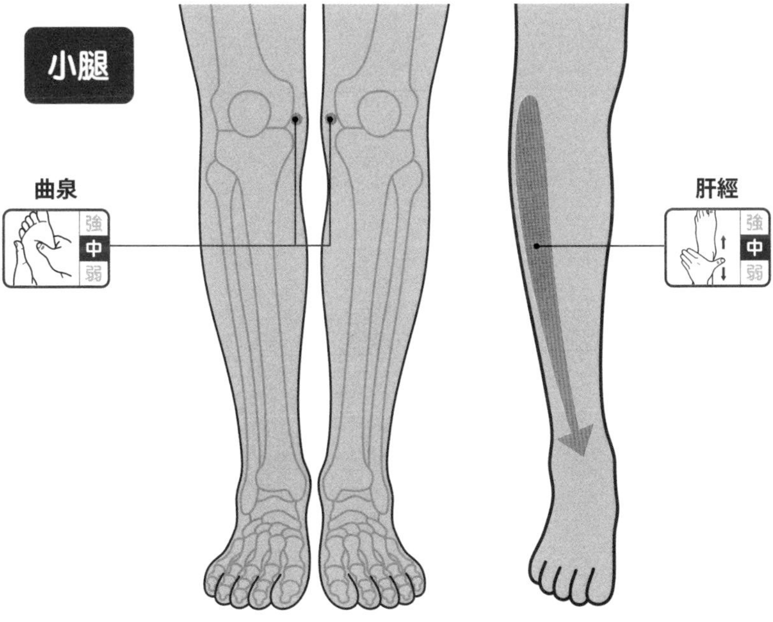
曲泉
強
中
弱
肝經
強
中
弱

POINT

曲泉用指腹確實給予刺激。肝經則是由下往上按摩。兩者都能期待它們帶來提升肝臟機能的效果。

更年期障礙

不適的症狀就靠刺激穴道來減輕

更年期障礙會因為當事人的心理狀態和生活環境導致症狀時好時壞。請刺激穴道，促進血液循環、整頓荷爾蒙的平衡，力求減輕症狀吧。

基準的時間
5分

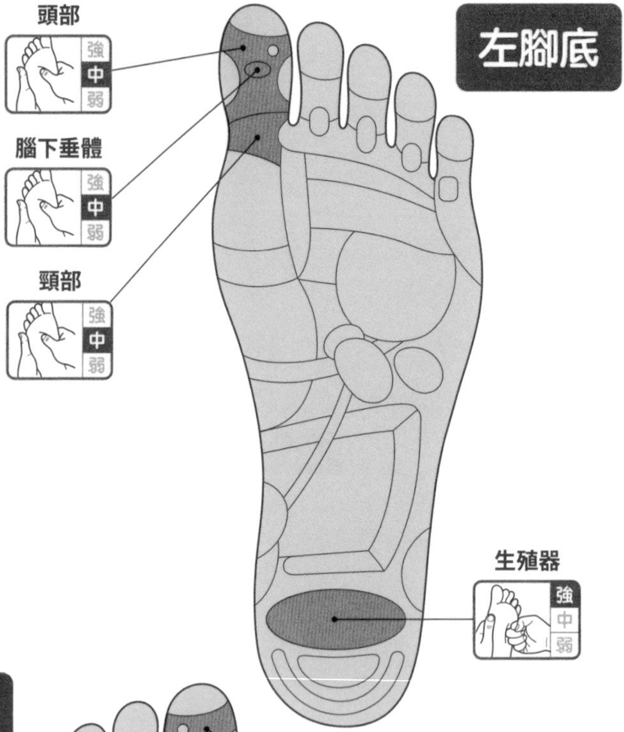
左腳底
頭部
強
中
弱
腦下垂體
強
中
弱
頸部
強
中
弱
生殖器
強
中
弱

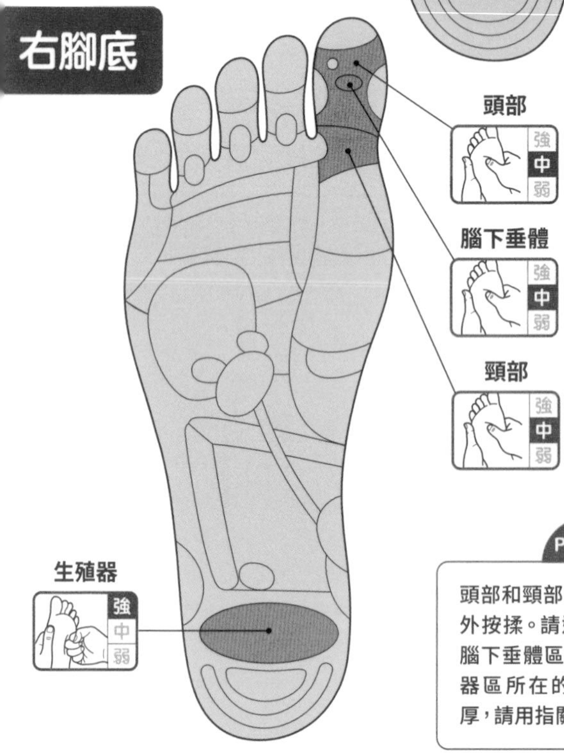
右腳底
頭部
強
中
弱
腦下垂體
強
中
弱
頸部
強
中
弱
生殖器
強
中
弱

POINT

頭部和頸部區用指腹由內往外按揉。請連同頭部區中的腦下垂體區一併按壓。生殖器區所在的腳跟處的皮較厚，請用指關節施加刺激。

1 刺激穴道的方法與技術

2 對常見的身體不適有效的穴道

3 對上半身的不適有效的穴道

4 對下半身的不適有效的穴道

5 對心臟與內臟的不適有效的穴道

6 對增齡造成的不適有效的穴道

腳背外

卵巢

腳背內

子宮

POINT

位於腳踝下方的子宮和卵巢區用指腹按揉，時間稍微短一點。最後握住腳趾頭的根部，左右各旋轉50次，能夠讓效果更上一層樓。

小腿

三陰交

小腿和小腿肚

全體

POINT

三陰交這個萬能穴道對更年期障礙有效。請用指腹確實給予刺激。收尾時，對小腿和小腿肚全體進行按摩，促進血液循環。

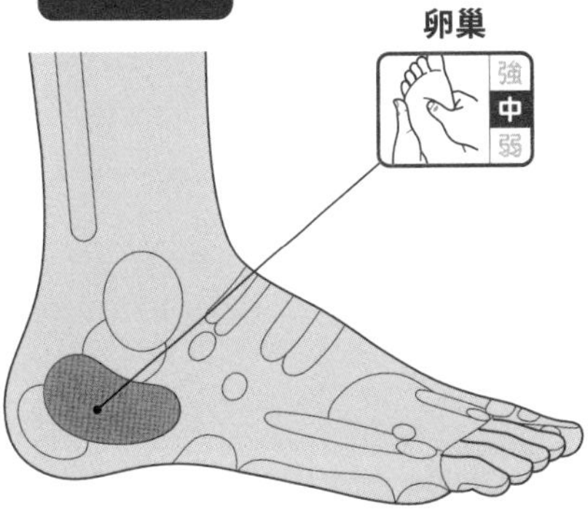

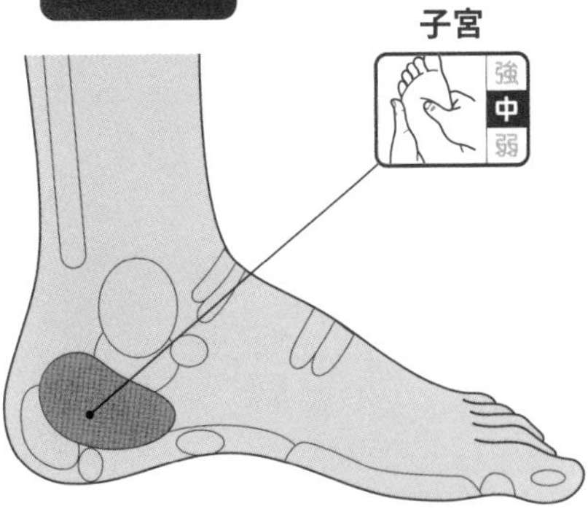

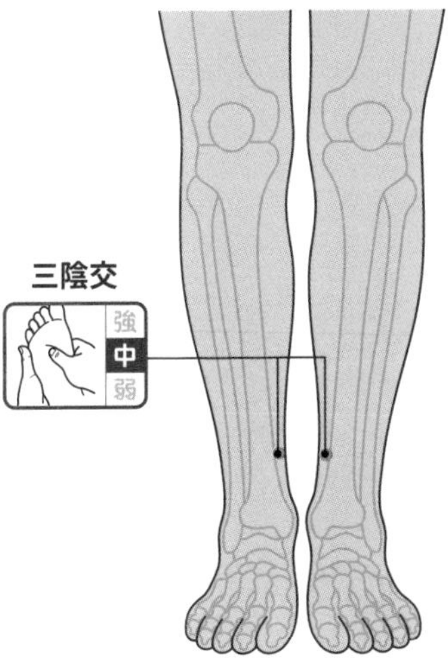

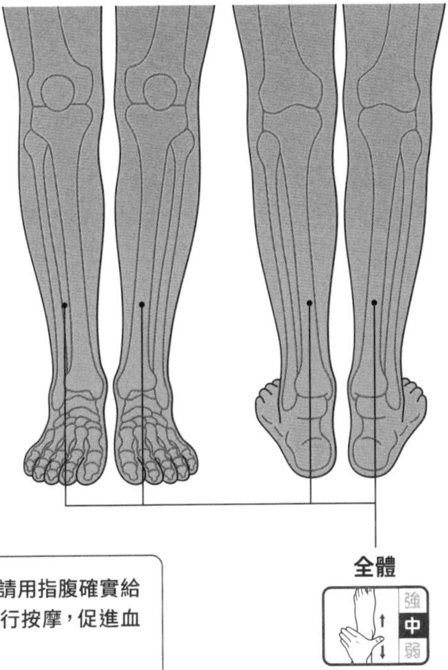

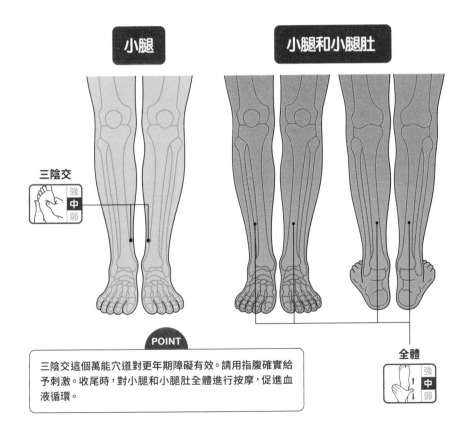

掉髮

掉髮、頭髮稀疏用刺激穴道的習慣來改善

頭部血液循環變差的話，養分就無法送到毛囊，導致掉髮增加。有時也會因為壓力導致圓形脫毛症。針對掉髮就要刺激對頭部血液循環和壓力有效的穴道。

基準的時間

5分

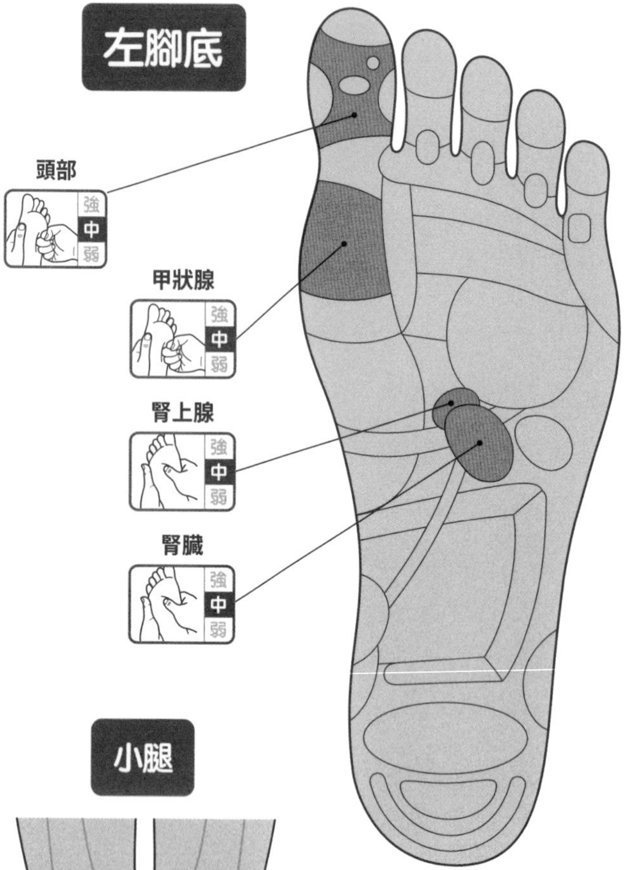

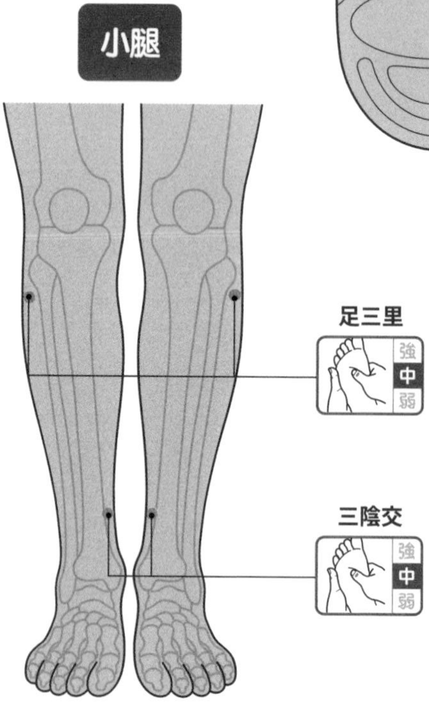

POINT

足三里和三陰交都是萬能的穴道。用指腹確實刺激，促進血液循環吧。收尾時按摩小腿肚全體，會更加有效。

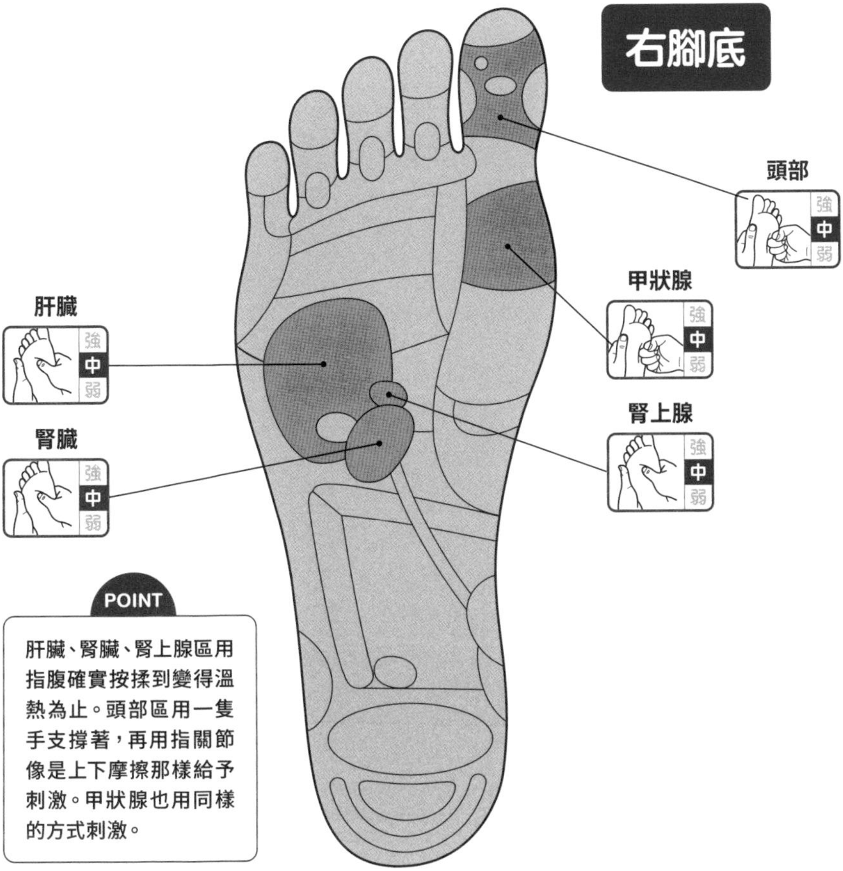
右腳底
頭部
強
中
弱
甲狀腺
強
中
弱
腎上腺
強
中
弱
肝臟
強
中
弱
腎臟
強
中
弱

POINT

肝臟、腎臟、腎上腺區用指腹確實按揉到變得溫熱為止。頭部區用一隻手支撐著，再用指關節像是上下摩擦那樣給予刺激。甲狀腺也用同樣的方式刺激。

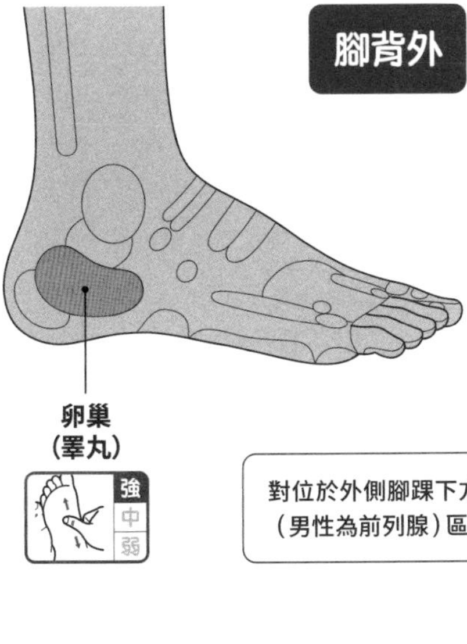
腳背外
卵巢
(睪丸)
強
中
弱

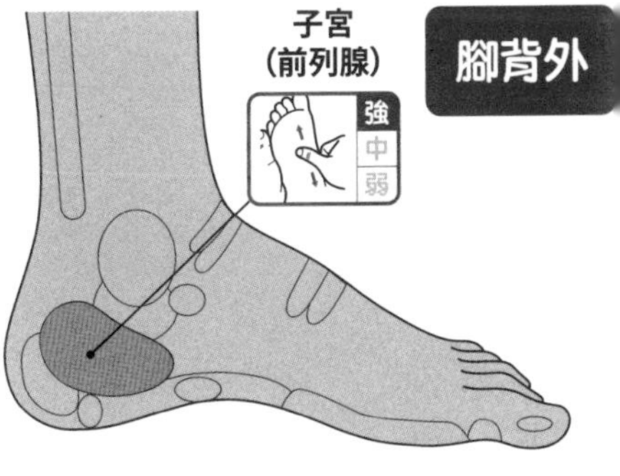
子宮
(前列腺)
腳背外
強
中
弱

POINT

對位於外側腳踝下方的卵巢（男性為睪丸）區、內側腳踝下方的子宮（男性為前列腺）區進行大力的前後摩擦。

性慾低下症

如果是心因性的話，刺激穴道就能改善

如果是心因性的話，刺激穴道就能有所改善。請謹記要打造相愛之人彼此奉獻、感情深厚的性愛。一邊互相刺激對方的足部、一邊增進情趣也很不錯吧。

基準的時間
10分

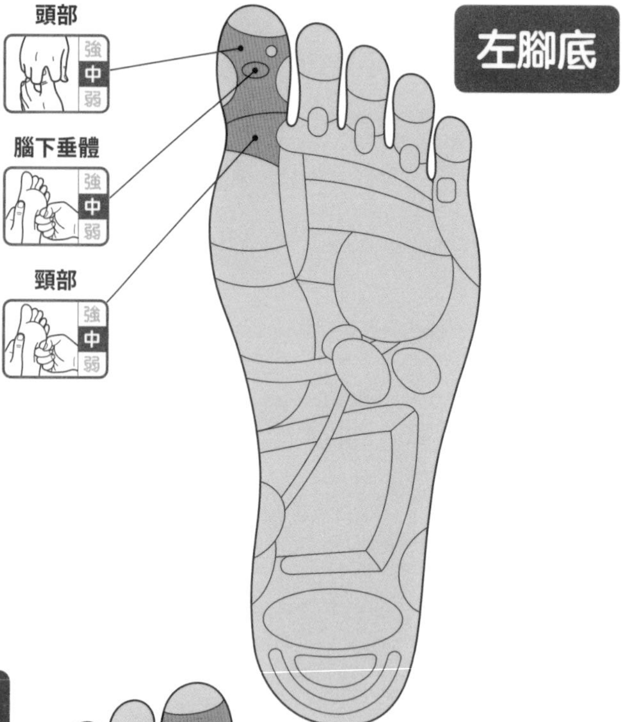
左腳底
頭部
強 中 弱
腦下垂體
強 中 弱
頸部
強 中 弱

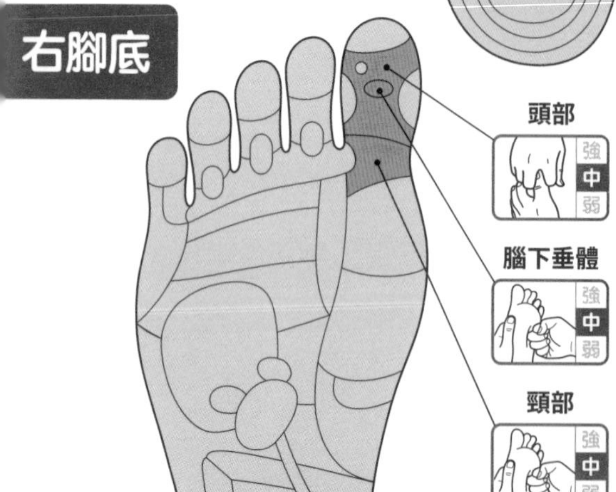
右腳底
頭部
強 中 弱
腦下垂體
強 中 弱
頸部
強 中 弱

POINT

腦下垂體區用指關節精準地慢慢重複按壓。接著頭部區以夾住腳拇趾的方式好好按揉、左右旋轉。頸部區用指關節像是由內往外推那樣按揉。

腳背外

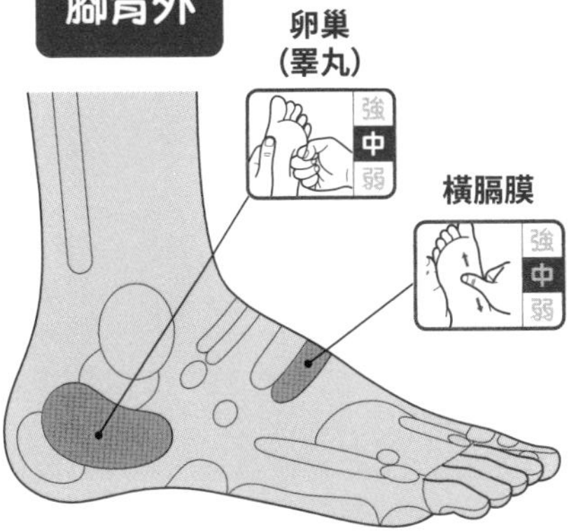

腳背內

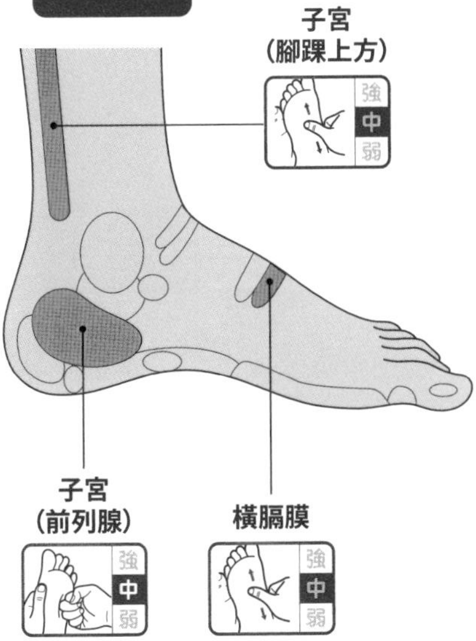

POINT

位於腳踝下方的子宮與卵巢區用指關節按壓。腳踝上方的子宮區則是上下摩擦。橫膈膜區請左右摩擦，直到變得溫熱為止。

小腿和小腿肚

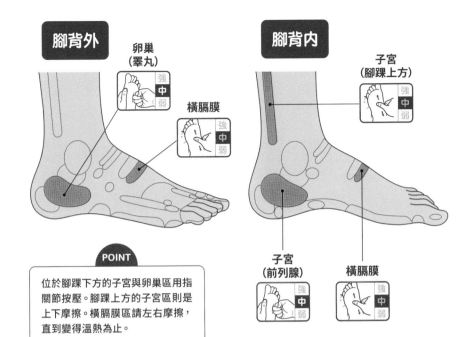

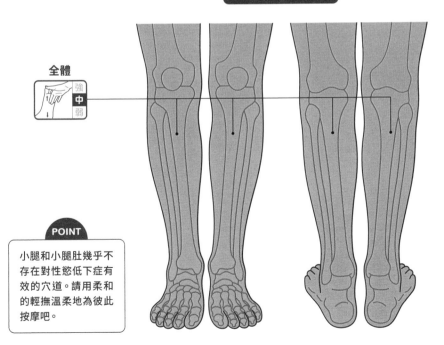

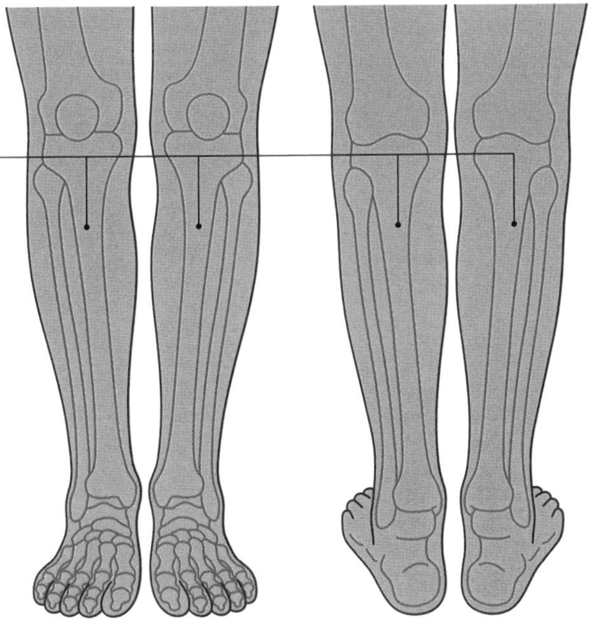

POINT

小腿和小腿肚幾乎不存在對性慾低下症有效的穴道。請用柔和的輕撫溫柔地為彼此按摩吧。

增齡造成的不適
06

性慾衰退

刺激穴道，讓衰退的性慾順利恢復

覺得性慾衰退的話，刺激穴道就能夠促進腎臟和肝臟的運作，恢復基礎體力。此外，刺激生殖器和前列腺區的穴道，便能有效改善生理機能。

基準的時間
10分

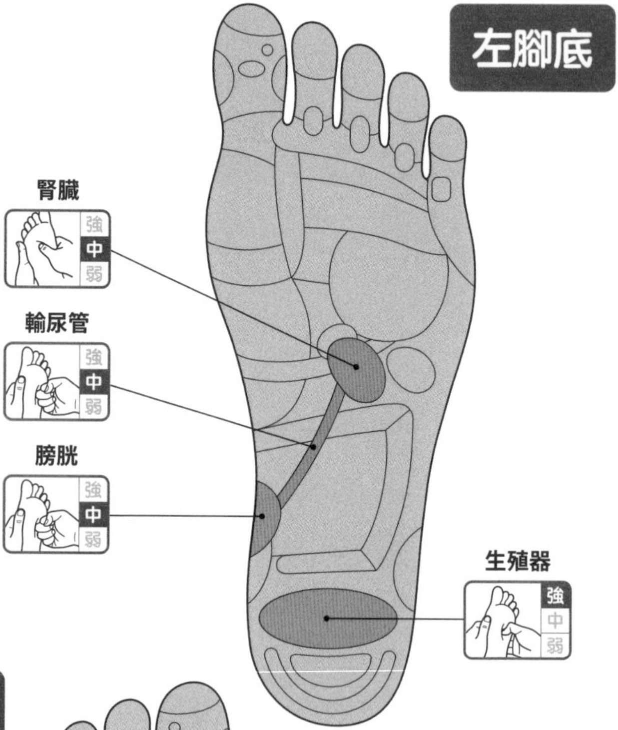

左腳底
腎臟
強 中 弱
輸尿管
強 中 弱
膀胱
強 中 弱
生殖器
強 中 弱

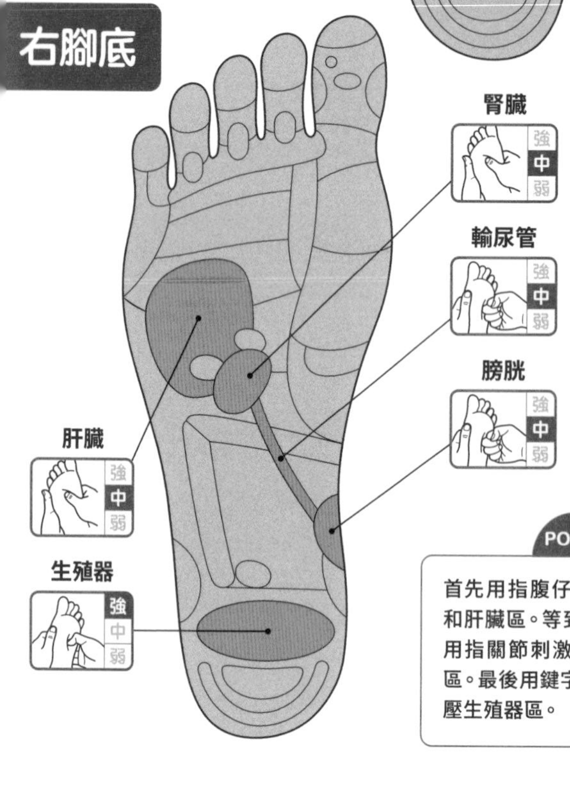

右腳底
腎臟
強 中 弱
輸尿管
強 中 弱
膀胱
強 中 弱
肝臟
強 中 弱
生殖器
強 中 弱

POINT

首先用指腹仔細地按揉腎臟和肝臟區。等到變溫熱後，請用指關節刺激輸尿管和膀胱區。最後用鍵字拇指大力地按壓生殖器區。

腳背外

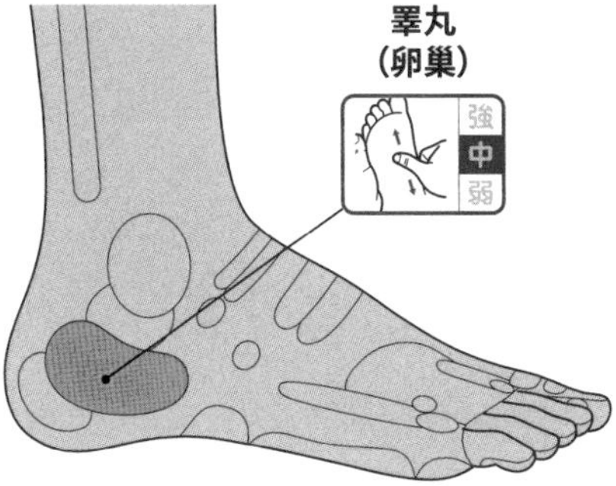
睪丸
(卵巢)
強
中
弱

腳背內

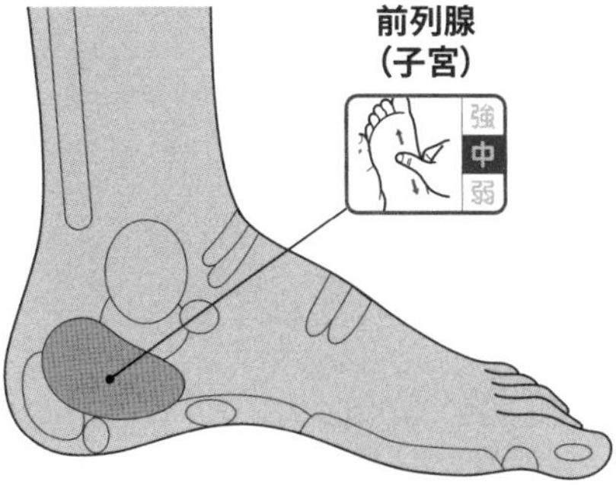
前列腺
(子宮)
強
中
弱

POINT

位於腳踝下方的前列腺（子宮）區和睪丸（卵巢），請前後左右摩擦到變得溫熱為止。

小腿和小腿肚

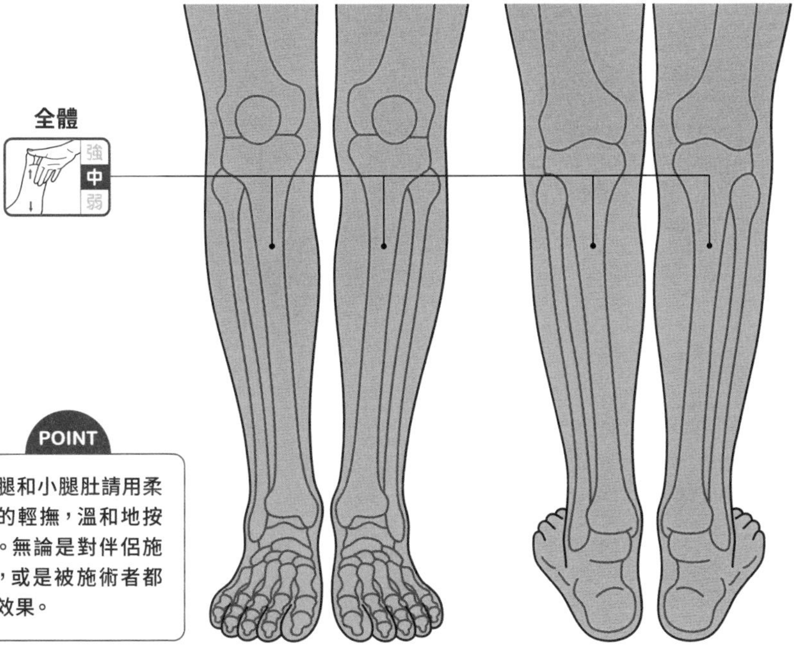
全體
強
中
弱

POINT

小腿和小腿肚請用柔和的輕撫，溫和地按摩。無論是對伴侶施術，或是被施術者都有效果。

勃起障礙

恢復性慾的話就能消解勃起障礙

造成勃起障礙的原因，據說大多為男女關係或工作壓力等心因性。刺激對勃起障礙有效的穴道，讓婚姻和社會生活都變得更健康吧。

基準的時間

10分

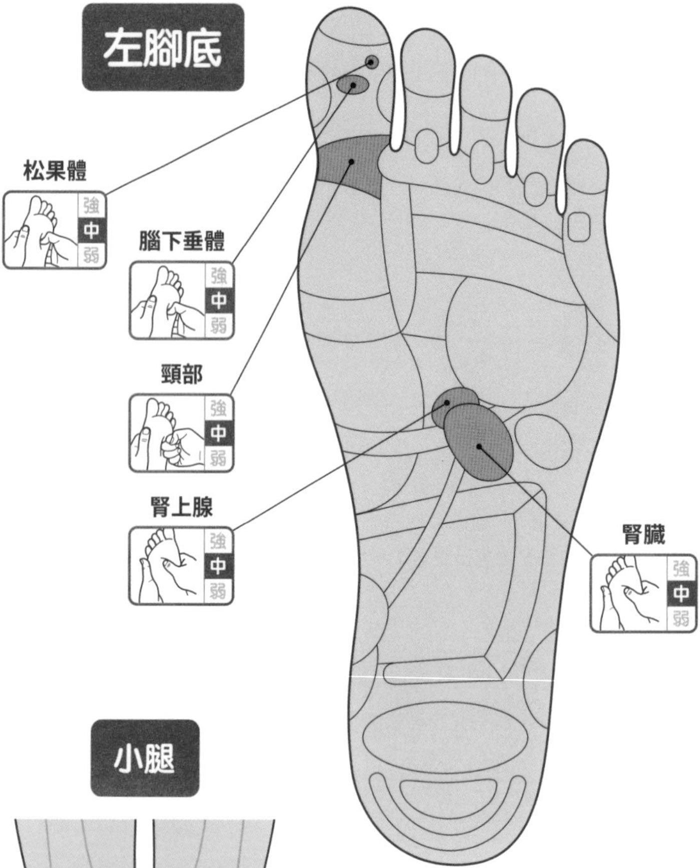
左腳底
松果體
強
中
弱
腦下垂體
強
中
弱
頸部
強
中
弱
腎上腺
強
中
弱
腎臟
強
中
弱

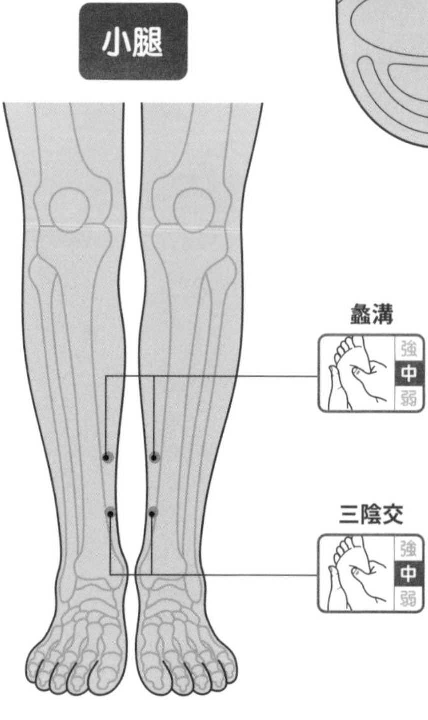
小腿
蠡溝
強
中
弱
三陰交
強
中
弱

POINT

蠡溝擁有讓氣平靜、穩定情緒的效果。三陰交則是能改善全身的血液循環。用指腹確實給予刺激，就能感到神采奕奕。

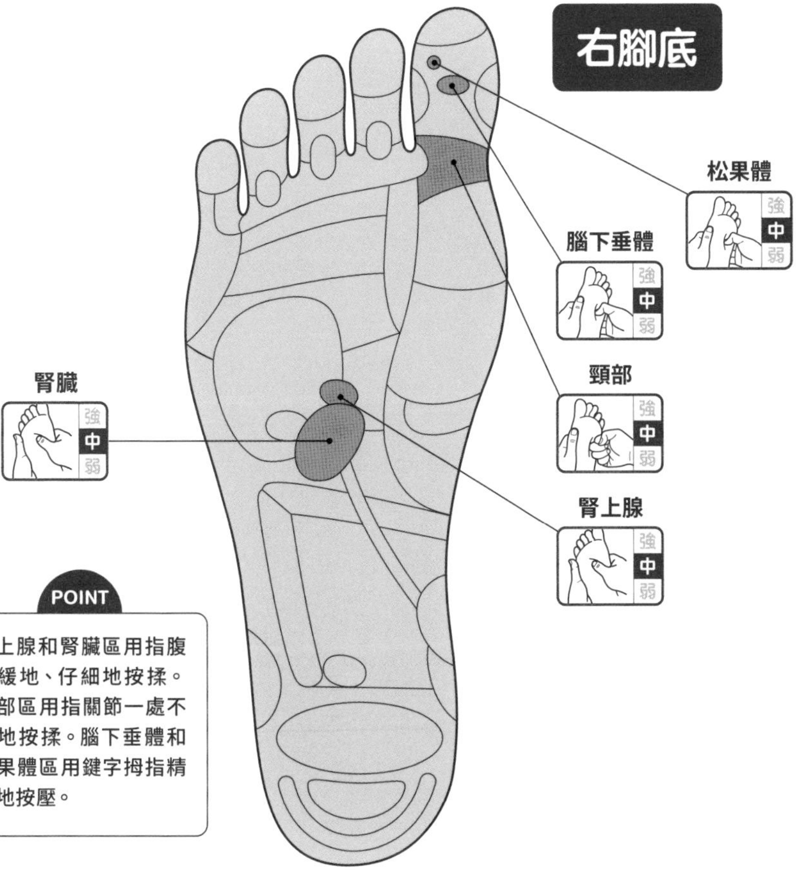
右腳底
松果體
強
中
弱
腦下垂體
強
中
弱
頸部
強
中
弱
腎上腺
強
中
弱
腎臟
強
中
弱

POINT

腎上腺和腎臟區用指腹緩緩地、仔細地按揉。頸部區用指關節一處不漏地按揉。腦下垂體和松果體區用鍵字拇指精準地按壓。

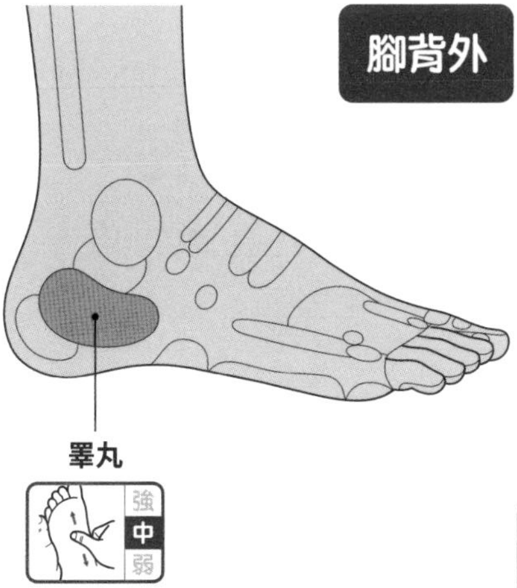
腳背外
睪丸
強
中
弱

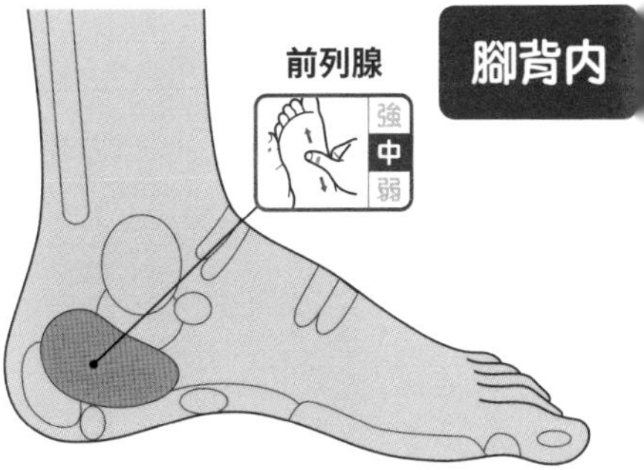
腳背內
前列腺
強
中
弱

POINT

位於腳踝下的前列腺與睪丸區請前後左右摩擦到溫熱為止。

PROFILE

五十嵐康彥（Igarashi Yasuhiko）

1941年出生於橫濱，從事指壓師、按摩師工作。在接受了正統的瑜珈訓練後，前往歐洲、亞洲諸國進修，並接觸了「區域反射療法」，以其豐富的經驗為基礎，確立了區域反射刺激療法，作為該療法的先驅，活躍於電視節目、雜誌等領域。目前致力於指導後進以及研究工作。主要著作有《倍々効果！足ツボ魔法・リンパマッサージ》（青萠堂）、《足うらゾーンマッサージ》（主婦の友）、《龍神さまに愛される生きかた》（自由国民社）、《手・足・頭のツボ地図大全》（河出書房新社）、《「足」の美健康法》（三笠書房）、《マインドマジックで絶対10歳若返る法》（中央アート出版社）等多部作品。

TITLE

腳・小腿　對症穴道地圖

STAFF

出版	瑞昇文化事業股份有限公司
作者	五十嵐康彥
譯者	徐承義
總編輯	郭湘齡
文字編輯	張聿雯　徐承義
美術編輯	許菩真
排版	謝彥如
製版	明宏彩色照相製版有限公司
印刷	桂林彩色印刷股份有限公司 紘億彩色印刷有限公司
法律顧問	立勤國際法律事務所　黃沛聲律師
戶名	瑞昇文化事業股份有限公司
劃撥帳號	19598343
地址	新北市中和區景平路464巷2弄1-4號
電話	(02)2945-3191
傳真	(02)2945-3190
網址	www.rising-books.com.tw
Mail	deepblue@rising-books.com.tw
初版日期	2023年1月
定價	350元

ORIGINAL JAPANESE EDITION STAFF

イラスト	山本豊昭
カバーデザイン	金井久幸（TwoThree）
本文デザイン	岩本巧（TwoThree）
校正	遠藤三葉（ディクション）
構成、編集協力	忠岡謙（リアル）

國家圖書館出版品預行編目資料

腳.小腿 對症穴道地圖 / 五十嵐康彥作 ;
徐承義譯. -- 初版. -- 新北市 : 瑞昇文化事業股份有限公司, 2023.01
128　面 ; 21x14.8　公分
ISBN 978-986-401-600-6(平裝)

1.CST: 按摩 2.CST: 經穴 3.CST: 腳

413.92　　111018812